Collection « Carnet/PSY »
dirigée par Manuelle Missonnier

Écrite par des cliniciens pour des cliniciens, la revue mensuelle *Carnet/PSY* (www.carnetpsy.com) est un outil fédérateur des professionnels de la psyché. Source d'informations sensibles, c'est aussi une vivante agora accueillant les débats actuels qui dynamisent les pratiques.

Les ouvrages de la collection « Carnet/PSY » actualisent, développent et prolongent les temps forts éditoriaux plébiscités par les abonnés de la revue.

Praticiens avertis et étudiants trouveront dans ces dossiers et documents des repères organisateurs pour relever le défi du soin.

(voir les titres déjà parus en fin d'ouvrage)

Dans la même série

Sous la direction de Michèle Emmanuelli
et Catherine Azoulay
Les troubles limites chez l'enfant et l'adolescent

Sous la direction de Michèle Emmanuelli
Actualité des troubles névrotiques chez l'enfant et l'adolescent

Sous la direction de Michèle Emmanuelli
et Hélène Suarez-Labat
L'examen psychologique du jeune enfant

Les troubles psychotiques
chez l'enfant et l'adolescent

ONT PARTICIPÉ À CET OUVRAGE

Jean-Yves Chagnon
Marie-Laure Durand
Xavier Giraut
Estelle Louët
Hélène Suarez-Labat
Pierre Sullivan
Caroline Thompson

Sous la direction de

Catherine Azoulay

Les troubles psychotiques chez l'enfant et l'adolescent

Apport du bilan psychologique

éditions érès

Conception de la couverture :
Anne Hébert

ISBN : 978-2-7492-3706-0
CF - 2000

33, avenue Marcel-Dassault, 31500 Toulouse
www.editions-eres.com

Introduction

Catherine Azoulay

Cet ouvrage s'inscrit dans la continuité des deux précédents – *Actualité des troubles névrotiques* et *Les troubles limites chez l'enfant et l'adolescent* – et complète ainsi la triade d'ouvrages que l'association CLINAP a souhaité mettre en œuvre dans le prolongement des colloques organisés sur ces thèmes.

Il propose, comme les précédents, des contributions théoriques et des exposés cliniques de bilans psychologiques provenant de spécialistes du domaine : pédopsychiatre et psychologues cliniciens, tous psychanalystes, et porte de manière spécifique sur les troubles psychotiques chez l'enfant et l'adolescent.

Catherine Azoulay, maître de conférences HDR en psychologie clinique, université Paris-Descartes, psychanalyste, membre de CLINAP.

Les troubles psychotiques chez l'enfant et l'adolescent interrogent toujours les psychologues cliniciens comme tous les acteurs de la santé mentale, en raison de la polysémie de leurs manifestations psychopathologiques et de la diversité de leurs modes d'évolution. Qu'ils s'inscrivent dans un registre riche et foisonnant ou dans l'inhibition, qu'ils relèvent d'organisations stabilisées ou franchement décompensées, ou encore qu'ils se manifestent par des moments ou des expériences psychotiques, non évolutives, les troubles psychotiques révèlent la fragilité d'une personnalité menacée de rupture avec elle-même et avec autrui.

Ces troubles sont aujourd'hui appréhendés par les cliniciens comme une pathologie de la relation à l'objet et à l'identité propre, sous-tendue par une profonde angoisse de perte du sentiment d'unité corporelle et psychique nécessitant l'utilisation privilégiée de mécanismes de défenses primaires.

Toutefois, on est bien loin à présent des représentations de l'enfant et de l'adolescent psychotiques ou autistes emmurés de manière irréductible dans un fonctionnement aux allures de forteresse.

En France, la deuxième génération de psychanalystes d'enfants, avec notamment S. Lebovici, M. Soulé, R. Diatkine, R. Misès, a justement ouvert la voie des possibilités d'évolution psychique et de reprise évolutive à toute forme de perturbations, fussent-elles très pathologiques. C'est ainsi que pour

R. Diatkine[1], on ne peut distinguer la névrose de la psychose chez l'enfant qu'à partir de différences dynamiques et économiques, « la polarité psychotique étant marquée par la capacité à se désorganiser et au recours à la satisfaction hallucinatoire immédiate, la polarité névrotique par l'efficacité des jeux de transposition d'un registre symbolique à l'autre et à la capacité à prendre le temps de l'élaboration, aucun enfant, aucun patient adulte n'étant dépourvu de l'une ou de l'autre forme de fonctionnement mental ».

Concernant l'adolescent, le changement de perspective est tout aussi remarquable puisqu'en quelques décennies, sous l'influence d'un nouveau regard porté sur les spécificités de cette période de la vie, se sont développés des courants de pensée d'une grande richesse clinique qui ont permis d'extraire la psychose adolescente du carcan de la seule schizophrénie dans laquelle elle était plus ou moins engluée. C'est ainsi que les troubles psychotiques à l'adolescence ont pu être compris comme des moments de désorganisation s'inscrivant dans le cours d'un processus adolescent en panne, sous l'effet du traumatisme pulsionnel (Gutton, Marty) ou d'une dialectique séparation/dépendance impossible à négocier avec les objets internes (Kestemberg, Jeammet), ou bien du vécu d'un corps dont les

1. R. Diatkine, *Nouveau traité de psychiatrie de l'enfant et de l'adolescent,* vol. 2, Paris, Puf, 1985.

transformations deviennent persécutrices (Laufer) ou encore des impasses de la subjectivation (Cahn, Richard). Plus récemment, les troubles bipolaires, auparavant « réservés » à l'adulte, ont pu être appréhendés et diagnostiqués dès l'adolescence et permettre de recourir précocement à une prise en charge adaptée (Corcos).

Ainsi, on le voit, l'approche des troubles psychotiques recouvre de nombreuses problématiques psychiques pour lesquelles le bilan psychologique, grâce à la finesse de ses outils et à leur compréhension psychanalytique, apporte un éclairage indispensable.

Le texte de Pierre Sullivan introduit l'ouvrage par un exposé général de la conception freudienne de la psychose fondée sur la distinction entre principe de plaisir et principe de réalité, et sur la tentation d'échapper à la sexualité, à la culpabilité et en définitive à soi-même. Avec un style très personnel, il montre comment l'introduction du narcissisme dans la théorie psychanalytique a permis à Freud d'apporter une compréhension nouvelle à l'expérience psychotique comme un repli, face à l'impossible résolution conflictuelle, vers l'a-conflictualité des moments inauguraux de l'existence.

Puis, suit un ensemble de trois textes complémentaires qui s'articulent autour des bilans psychologiques d'un enfant Thomas, présentant des aspects de fonctionnement psychotique, sur une période de sept ans (entre 4 ans et 11 ans) : Xavier Giraut, médecin consultant de Thomas, apporte tout d'abord son point de vue de pédopsychiatre sur l'évolution des classifications des troubles psychiatriques de l'enfant en France, sous l'influence de la publication des différents DSM, avant d'évoquer la rencontre clinique de la consultation avec Thomas et ses parents déroulée sur plusieurs années. Son témoignage clinique en « live », juste et sensible, met l'accent sur le travail quotidien d'un psychiatre/psychanalyste d'enfants aux prises avec la psychopathologie non seulement de l'enfant mais aussi de la famille, et nous invite à partager sa réflexion sur la pertinence de la prescription du bilan psychologique dans ce cas de figure précis.

Le texte d'Hélène Suarez-Labat relate les trois expériences de passation du bilan psychologique avec Thomas et, d'une façon vivante et enthousiaste, nous fait vivre les différents moments de l'évolution de cet enfant jusqu'au dégagement partiel de ses troubles psychotiques sur une période de sept ans, rendant compte de l'efficacité des traitements mis en place mais aussi de l'utilisation tiercéisante de la médiation par les tests. Les commentaires et discussions à la fois théoriques et cliniques proposés par Marie-Laure Durand et Jean-Yves Chagnon des bilans de Thomas viennent enrichir subtilement les apports des deux présentations précédentes, notamment à partir de la notion de squelette interne de G. Haag, dont ils tirent le meilleur parti dans le contexte de ce bilan.

Concernant le volet adolescent, Estelle Louët présente l'étude de cas d'un bilan projectif d'une jeune fille de 17 ans, Clothilde, présentant des troubles de l'humeur. Cette étude est ainsi l'occasion d'interroger les critères qui concourent à la pose d'un diagnostic différentiel entre troubles bipolaires de type I et psychose, voire schizophrénie dysthymique, et l'auteur, fine clinicienne et projectiviste accomplie, nous guide, avec une grande clarté, dans une réflexion approfondie sur ce thème.

Caroline Thompson conclut l'ouvrage par une référence à ce qu'elle nomme, à l'instar de S. Fitzgerald, la « fêlure adolescente », pour traduire ce qui s'exprime sur le plan narcissique dans la rencontre de l'adolescent avec la pulsionnalité, fêlure susceptible de déboucher sur des ruptures identitaires d'ordre psychotique.

Dans l'enfance et l'adolescence, la possibilité offerte par le bilan psychologique d'orientation psychanalytique de cerner au plus près les mouvements internes d'un sujet, représente une chance de l'aider à comprendre ce qui se joue au sein de son fonctionnement psychique pour mieux affronter, voire surmonter ses difficultés actuelles et futures, grâce à une orientation et une prise en charge adaptées. C'est bien de cette articulation dynamique qu'il est question dans cet ouvrage, et dont l'ensemble des travaux présentés espère rendre compte.

La psychanalyse et les psychoses

Pierre Sullivan

Tous les spécialistes, psychologues et autres, s'entendent sur la définition de la folie comme rupture d'avec la réalité [1]. Beaucoup de déclarations et de comportements de malades mentaux accréditent cette opinion sans que l'on sache très bien dire en quoi des propos et des actes extravagants, voire

Pierre Sullivan, maître de conférences, Institut de psychologie, Paris 5, membre de la Société psychanalytique de Paris, psychothérapeute, centre Alfred-Binet, directeur de La psychiatrie de l'enfant.

1. Ce texte reprend les grandes lignes d'un chapitre sur les psychoses dans *Les grands concepts de la psychologie clinique*, Paris, Dunod, 2008.

condamnables, manifestent un « déni de réalité », autre manière d'appréhender et de nommer cette négativité qui définit la folie. Les concepts les plus courants sont les plus difficiles à définir, les plus flous. Leur indétermination même favorise leur diffusion. Freud, courageux, a proposé une définition de ce concept. D'esprit stoïcien, il a pensé la réalité comme nécessité ou encore comme principe. La réalité n'est pas chez lui le champ ouvert à la perception, mais un principe auquel il faut se conformer. La réalité, selon Freud, c'est le principe même d'une nécessité. De ce point de vue, les maladies psychiques, névroses et psychoses confondues, nient ou récusent cette nécessité. Il y a des âmes libertaires pour approuver et magnifier la folie. Faire de la psychose une révolution contre l'ordre établi, c'est s'approcher, naïvement sans doute, des rapports de la folie et de la réalité.

Freud fonde sa vision de la réalité sur une opposition ou une paire contrastée : le plaisir et la réalité. Si la réalité n'est pas réductible à ce qu'il y a à percevoir, le plaisir n'est pas seulement un affect. Comme la réalité, le plaisir est un principe. Le plaisir comme principe est une exigence de retrouver ou de recomposer un épisode de satisfaction déjà obtenue. Freud pose, comme un mythe, à l'origine de tout développement humain, une expérience d'accomplissement dont la figure la plus connue est celle de l'enfant au sein. Cette satisfaction inaugurale, pleine, devient l'indice de satisfaction activement et obligatoirement recherché par les sujets.

Cette nécessité de retrouvailles avec un éprouvé ancien est au cœur du principe de plaisir, du plaisir comme principe.

Toute la psychanalyse freudienne repose sur ce moment et sur le rapport qui s'institue entre, d'une part, la poursuite nécessaire du plaisir comme retour à un passé éminent mais révolu, et d'autre part la réalité comme principe de régulation qui assure la survie non seulement de l'individu mais de l'espèce tout entière. Car, en effet, s'en tenir à l'éprouvé de satisfaction inaugural ou le retrouver totalement signifierait l'anéantissement, fût-il délicieux, de l'humain. La frustration organisée par la réalité comme principe est le gage de l'existence individuelle et collective. L'hypothèse anthropologique du développement de l'homme au sein de son espèce est consubstantielle à la psychanalyse : il ne s'agit pas seulement d'une référence d'époque, d'un ralliement à Darwin mais d'une pensée qui domine la perspective de Freud, qui ira même jusqu'à affirmer, dans un moment d'exaltation peut-être, que l'ontogenèse répète la phylogenèse.

C'est dans ce rapport tourmenté du plaisir et de la réalité que la psychanalyse va trouver une voie de compréhension des maladies de l'esprit. Le plaisir mobilise aveuglément l'énergie des humains afin d'atteindre son but, ses retrouvailles avec un passé à jamais passé. C'est cette poussée (Freud dira pulsion ou psychisme comme doublure immédiate de tous les mouvements du corps) qui amènera progressivement le sujet à découvrir les différentes parties de son corps et successivement, directement ou en miroir, celles d'autrui. Chaque étape est une retrouvaille partielle du vécu d'origine, suivie immédiatement d'une déception qui pousse à recommencer ailleurs le même processus d'investissement. La mémoire de ces expériences ou le tracé de ce circuit, toujours semblable mais toujours différent d'un individu à l'autre, constituera ce que Freud appelle le corps érogène, ou encore le corps psychique. Érogène ? Oui, Éros est convoqué ici car ce développement animé par le principe de plaisir est celui de ce que Freud appelle la sexualité, comme énergie invincible qui cherche quoi qu'il arrive à retrouver la première satisfaction.

Éros est grec. Et Freud, en effet, emprunte au *Banquet* de Platon son mythe fondateur de la sexualité : l'androgyne est coupé en deux et depuis lors les deux parties cherchent à se compléter. Est-ce le même Platon qui fait dire à Freud que le malheur des humains vient de ce qu'ils ne peuvent embrasser leurs propres lèvres (Freud, 1905) ? Cette remarque affirme la nécessité d'autrui, de son corps, de ses lèvres comme le meilleur équivalent du plaisir obtenu jadis. Plus qu'au mythe platonicien, c'est à sa conception de la réalité que Freud doit sa condamnation de l'autoérotisme, comme possibilité qu'offre le corps propre de satisfaire la demande orientée par le principe de plaisir. En effet, et tous les enfants qui sucent leur pouce posent cette question même s'ils ne la formulent pas explicitement : pourquoi n'en resterais-je pas à moi-même, aux sources de satisfaction procurées par mon corps ?

Il faut, c'est une nécessité dira Freud, aller vers autrui et son corps car la sexualité pour se perpétuer a besoin du rapport sexuel. Cette nécessité de fait (jusqu'à très récemment [2]) se confondait avec une nécessité de droit, avec une obligation imposée par l'espèce tout entière. L'altérité ou la nécessité d'autrui prend ici tout son sens : il ne s'agit pas seulement de l'existence de nos semblables, que l'on peut toujours plus ou moins ignorer, mais d'une transcendance imposée par le devenir de l'espèce et de la culture, que l'on ne saurait négliger sans encourir une peine. La culpabilité, transmissible de génération en génération, trouve là sa source. Elle est à la fois une menace et une protection : elle est douloureuse sans doute, elle est sujette à tous les évitements, toutes les tractations, mais elle maintient le genre humain dans une perpétuité qui semblait jusqu'alors impossible à remettre en cause [3].

Sexualité et altérité sont indissociables, ou encore, sexualité et *narcissisme* sont étroitement chevillés. Ainsi, Freud va entreprendre une description du développement sexuel de l'individu depuis l'autoérotisme jusqu'à la rencontre sexuelle avec un semblable d'un autre sexe et dans une autre famille que la sienne,

---

2. Les nouvelles voies de la conception rendues possibles par la médecine actuelle auront certainement des conséquences psychologiques et culturelles dont nous ne pouvons que prédire l'importance.

3. Avant la bombe atomique, l'humanité ne disposait pas des moyens de se détruire elle-même. Maintenant si.

depuis la plus petite enfance jusqu'à l'âge adulte ou encore depuis la naissance jusqu'à la procréation. C'est dire que la présence de l'autre oriente profondément la pensée de la psychanalyse sur la sexualité. D'une manière contradictoire, en apparence seulement, ce souci de l'altérité s'est appelé narcissisme.

La théorie psychanalytique du développement sexuel est une théorie du biphasisme. Cette progression en deux temps est plus qu'un constat empirique car elle correspond à un schéma que l'on retrouve dans deux événements psychiques, l'un normal et l'autre pathologique : le rêve et le symptôme hystérique. La psychanalyse explique en effet ces deux phénomènes à partir de la temporalité. Le rêve advient après que des pensées du jour ont été mises en réserve avant d'être reprises et transformées par le rêveur qui y glisse des souhaits infantiles. Le symptôme hystérique apparaît longtemps après un événement infantile qu'une pensée ou une action récente ont fortuitement évoqué. Dans les deux cas, le passé ou plutôt son image semble revenir dans le présent après un temps d'interruption. La sexualité ne se déploie pas autrement : après une période infantile déterminante survient un temps de latence avant que ne débute une phase finale, l'adolescence. Comme dans le rêve et le symptôme, l'adolescence dans le développement de la sexualité reprend le passé sexuel infantile du sujet pour lui donner une forme définitive. Forme qui devrait normalement permettre que les vœux individuels et collectifs soient satisfaits.

On naît et on se développe dans une famille, en tout cas en présence d'adultes qui doivent incarner pour l'enfant les multiples exigences de son développement. Ces adultes sont eux-mêmes partie prenante d'un ensemble social et culturel qui exerce sur eux une pression différente selon le cours de l'histoire. Cette culture appartient elle-même à une sphère plus vaste, le genre humain, dont il est difficile de déterminer l'influence sinon dans les moments d'inhumanité qui ponctuent la trajectoire de l'espèce [4]. Ces lignes ou ces ordres pèsent nécessairement sur le développement individuel, et c'est l'une des tâches des psychanalystes que de savoir en retrouver les moments d'impact. Freud a été sensible à ces rapports transindividuels ou transhistoriques. Il a pu ainsi formuler quelques hypothèses sur les directives extérieures qui vont donner une direction souhaitable à la sexualité individuelle. On peut réunir ces règles sous le terme de « fantasmes originaires ».

Trois fantasmes ou scénarios résument les normes auxquelles l'enfant puis l'adolescent doivent se conformer avant de devenir un adulte qui transmettra à son tour la valeur de ces formations. Ces formes, malgré leur qualificatif d'originaires, ne sont pas des lois éternelles et leur nombre en principe n'est pas limité : un changement de civilisation pourrait amener une révision de leur contenu comme de leur nombre. Ces formes valent pour notre culture et notre temps. Elles constituent un ensemble de réglementations qui

4. Le XXe siècle a été fertile en pareilles explosions de néant.

disent au sujet (et au psychologue qui y trouve un instrument inégalé de lecture et de compréhension) les formes régulières que doit suivre le développement sexuel. C'est un « devoir », une « obligation » ou une « nécessité », selon la définition de Freud, d'observer ces règles dans la mesure où la santé mais également les pathologies mentales dépendent étroitement de cette observance.

Le fantasme de scène primitive ouvre la série. Il s'agit de l'impossibilité, difficilement assumable pour certains, en particulier les personnes psychotiques, d'assister au moment clé de l'existence, l'instant de la conception. Toutes les naissances fabuleuses jusqu'aux autoengendrements sont des infractions plus ou moins accusées à la règle énoncée par ce fantasme. Le deuxième fantasme : le complexe d'Œdipe. Scénario à multiples entrées, l'Œdipe permet de saisir comment le sujet a pu, avec facilité ou non, constituer son identité sexuelle par identification aux désirs de ses parents ou de leurs tenant-lieu. Enfin, le complexe de castration, comme privation éventuelle de la sexualité tout entière, comme sanction parentale appuyée sur une transmission transgénérationnelle qui remonte aux débuts historiques de l'espèce, sert de garde-fou permanent contre les retours vers des positions autoérotiques, par définition contraires au développement souhaitable de l'individu dans l'espèce qui est la sienne.

Formes transcendantes bien que soumises par principe au temps et au changement, les fantasmes originaires sont une donnée collective inconsciente que les générations se transmettent de l'une à l'autre. La famille puis la société immédiate par son langage, ses lois et ses institutions, veillent à ce que les valeurs qu'elles véhiculent demeurent comme une condition du partage équitable du sexuel entre les membres de la communauté humaine. Les infractions, les transmissions impossibles ou, incomplètes, vont produire deux types de résultats ou de maladies.

Freud a repris à la psychiatrie traditionnelle sa psychopathologie tout en lui donnant une nouvelle signification expressément liée à sa découverte de la sexualité ou encore de l'inconscient sexuel, dont c'est l'un des rôles d'être le réservoir de ces fantasmes originaires. Ainsi, aux différentes névroses, Freud donnera une signification générale : ce sont des maladies de la culpabilité. Cette culpabilité est liée à la faute, aux écarts du sujet par rapport aux fantasmes originaires et aux règles qu'ils instituent. La sexualité, son développement ordonné, engendrent un sentiment de culpabilité : ils sont l'une et l'autre aussi originaires. Sexualité et culpabilité sont intimement liées à tel point qu'elles sont indissociables. Sauf à devenir fou. Le retrait tenté ou la disjonction esquissée du rapport entre la sexualité et la culpabilité est un des traits marquants de la psychose. Pour Freud, nous sommes ou coupables ou malades. Et malade signifie fou ou, pour parler comme les modernes, psychotiques.

Pire que la culpabilité : l'innocence. Ou encore si la culpabilité est une souffrance, l'innocence l'est deux fois plus.

Les psychoses sont une tentative douloureuse pour échapper au procès de la culpabilité que la définition de l'homme occidental comme sujet d'une sexualité entraîne nécessairement. Beaucoup de déclenchements de psychose se produisent à l'adolescence parce que c'est à cette étape du développement sexuel que l'individu acquiert la marque finale de son être sexué adulte (Sullivan, 2012). Ce moment de redéfinition du corps érogène, constitué une première fois pendant l'enfance, est particulièrement propice aux atermoiements et aux refus du processus en cours. Les grandes psychoses délirantes débutent souvent à cet âge.

Les schizophrénies et les paranoïas, comme inventions de langage en forme de systèmes de monde, se présentent comme des alternatives personnelles au monde commun. Comme telles ces constructions prétendent échapper aux nécessités partagées, à la culpabilité générale, à la sexualité et à la « réalité ». Cette prétention exige de renoncer à tout compromis, à tout symptôme. Cette volonté de particularisme entraîne un éloignement des autres et nombre de bizarreries qui viennent confirmer pour le fou sa sortie hors des exigences communes. Et c'est le grand malheur de ces psychoses, et de toutes les autres, de voir ces tentatives de fonder un nouveau monde constamment vouées à l'échec : on ne sort pas du monde commun.

Les psychoses sont une tentative de négationnisme à grande échelle. Comme telles, elles subissent une loi de la négativité. Inexorablement, en niant une partie du monde ou sa totalité, elles mettent en relief ou en exergue ce qu'elles prétendent vouloir ignorer. Il n'y a alors qu'un moyen d'échapper à cette fatalité : nier sans cesse et de plus en plus. La folie se nourrit d'elle-même, de son refus, qui n'est jamais suffisant, de la sexualité et du monde. Les grands vécus catatoniques sont l'expression catastrophique de cette loi. En même temps, Freud nous rappelle que toute négation, refoulement ou refus constitue une solution personnelle à une situation existentielle : la condamnation la plus folle de soi-même et par soi-même est toujours un moyen de préserver le soi, cette entente première au cœur de notre être.

Toute thérapeutique des psychoses peut et doit s'appuyer sur ce caractère contradictoire de ces pathologies : se perdre pour « se » préserver (Gillibert, 1993). C'est sur cette préservation de soi que peut se fonder une communauté, une identification, malgré tous les messages de différence et d'étrangeté envoyés au thérapeute par le patient psychotique. C'est sur la connivence d'un monde possible et commun pour l'un et l'autre que peut s'engager une relation thérapeutique. Experts en « interprétations », les malades attendent du thérapeute qu'il témoigne, et pour lui et pour eux, de ce qui ne s'interprète pas : la présence à soi.

C'est autour de la psychose et du débat qu'elle entraîna avec son disciple Jung que Freud inventa le concept de « narcissisme » (Sullivan, 1997). Figure controversée de la psychanalyse depuis le début, le narcissisme, malgré un usage extensif du mot, conserve une grande part d'obscurité. La difficulté vient de l'habitude contractée depuis longtemps de confondre narcissisme et monade. Avant d'être une figure du retrait, Narcisse, selon le mythe, est d'abord une expérience de dialogue avec le monde. Le narcissisme est alors une relation. Il désigne l'apposition immédiate au monde. Primaire ou originaire, le narcissisme raconte la formation de soi : plongé dans la nature, Narcisse entend qu'elle parle de lui. C'est de ce dialogue silencieux qu'il naît, qu'il est.

On doit à l'exigence de pensée de Freud d'avoir conçu le narcissisme pour comprendre la psychose qui, de ce fait, n'apparaît pas ou pas seulement comme le résultat d'un conflit pulsionnel mais surtout comme le retour, par impossible résolution de ce conflit, à l'expérience primordiale du narcissisme, à la confrontation inaugurale avec le monde. Le développement de la sexualité conduit obligatoirement à une relation de plus en plus assumée avec autrui. Les fantasmes originaires ordonnent cette aventure qui se déroule en deux phases. À chaque étape et selon les déterminants historiques individuels, le sujet renâcle plus ou moins à la tâche et, à chaque conflit, trouve une solution qui est la plupart du temps une forme de compromis dont les névroses sont les principaux modèles. Or, l'être humain peut aller au-delà en ignorant les exigences ordonnées de la sexualité et se retirer du conflit lui-même : c'est la psychose. Ce retrait le ramène inévitablement aux premiers moments narcissiques de l'existence.

Freud a toujours affirmé que la psychose était une solution, si douloureuse et déraisonnable soit-elle. Une solution dont l'issue est la reviviscence aiguë de l'expérience narcissique. Cette expérience qui accompagne comme leur ombre tous nos actes, est une comparaison avec le monde extérieur sous toutes ses formes. Comparaison qui joue ou non en faveur du sujet humain. L'équilibre narcissique est constamment recherché, et la certitude que la balance penche du côté du sujet plutôt que de celui de l'extérieur assure un maintien existentiel heureux. Dans le cas contraire, le malheur peut aller jusqu'à la maladie. Le psychotique qui renonce à assumer le monde par les voies de la sexualité, par son acte même qui signe sa défaite, se trouve dans le plus grand déséquilibre qui soit. Chaque contact avec l'extérieur l'y ramène et l'oblige à entrer dans la spirale des négations et des dénis qui sont marqués à chaque fois du sceau de l'échec. Son expérience narcissique devient de plus en plus catastrophique.

Le renvoi quasi exclusif à l'identification narcissique, résultat de la psychose, n'est pas seulement un éclaircissement théorique important. C'est surtout une voie thérapeutique. En effet, avant toute compréhension et interprétation, le travail du psychologue avec le patient psychotique consistera à lui rendre possible un monde : avant toute chose, qu'il veuille un monde plutôt qu'il ne le détruise. Sans cette perspective sur l'expérience narcissique, le psychologue sera lui-même emporté dans les rejets systématiques de la psychose.

Bibliographie

FREUD, S. 1905. *Trois essais sur la théorie de la sexualité*, Paris, Gallimard, 1962.

GILLIBERT, J. 1993. *Dialogue avec les schizophrénies*, Paris, Puf.

SULLIVAN, P. 1997. « Narcissisme : urgence », *La psychiatrie de l'enfant*, 40, 2, p. 465-473.

SULLIVAN, P. 2008. « Les psychoses », dans F. Marty (sous la direction de), *Les grands concepts de la psychologie clinique*, Paris, Dunod, p. 211-228.

SULLIVAN, P. 2012. *Psychopathologie de l'adolescence*, Paris, Dunod.

À propos des psychoses chez l'enfant : excitation et désorganisation des processus de pensée à l'épreuve de la consultation

Xavier Giraut

Ce titre souligne, par le pluriel utilisé (*des* psychoses), la dimension large et polysémique des occurrences cliniques et évolutives de ces pathologies plurielles chez l'enfant. Ces troubles qui font actualité par des controverses passionnelles sur la place publique ont un enjeu politique et sociétal qui, espérons-le, sera l'occasion d'offrir les meilleurs soins à l'ensemble de ces patients confrontés à la désolation qui caractérise souvent les vécus psychotique et autistique, ainsi que les meilleures réponses à donner à leurs parents. Avant de passer à la clinique, je ferai quelques rappels d'ordre nosographique.

Xavier Giraut, pédopsychiatre, psychanalyste SPP*, médecin directeur hôpital de jour pour adolescents La Grange Batelière, Paris.*

Dans la Classification française des troubles mentaux de l'enfant et de l'adolescent, la CFTMEA rédigée pour sa première version en 1988 sous la direction de Roger Misès, le chapitre 1 est intitulé « Autisme et troubles psychotiques ». Le premier sous-chapitre, 1.0, est désormais dans la version 2010 intitulé : « Troubles envahissants du développement (TED) – Psychoses précoces », et comporte neuf sous-catégories. Le terme « psychoses précoces » qui, dans la version précédente, passait en premier, est désormais relégué en seconde place, après les désormais fameux TED. Il y a donc inversion de la prédominance respective des termes. On a observé le même glissement en ce qui concerne la « dysharmonie psychotique » : en 1988, c'était la troisième sous-catégorie, en 2000 la quatrième (après le syndrome d'Asperger qui avait été introduit entre-temps). Dans la version 2010 il faudra utiliser pour cette quatrième sous-catégorie la dénomination « Dysharmonie multiple et complexe du développement (MCDD) – Dysharmonie psychotique ». Ce terme de dysharmonie psychotique apparaît en second ; espérons qu'il ne disparaîtra pas.

Les dysharmonies psychotiques, qui n'existent pas dans la CIM10 [1], finiraient par se fondre dans une catégorie dite « troubles envahissants du développement » ou « troubles du spectre autistique » dans la nouvelle dénomination proposée aujourd'hui.

---

1. Classification internationale des maladies (10e révision) dont le chapitre V qui nous concerne est intitulé « Troubles mentaux et du comportement », classés de F.00 à F.99.

C'est ainsi que le tableau de correspondance ou de transcodage entre la CFTMEA et la CIM10 nous propose de coter les dysharmonies psychotiques ou les psychoses précoces dans la catégorie F84.8, c'est-à-dire « Autres troubles envahissants du développement ». On devine l'impact que cette cotation va avoir sur la prévalence de ces troubles dans les enquêtes épidémiologiques. La psychose infantile en disparaîtrait presque, en tout cas des recueils de données dites « PMSI » (Programme de médicalisation des systèmes informatiques) de nos institutions de soins pour enfants et adolescents, que nous sommes chargés de remplir et de renseigner avec la CIM10. Roger Misès montre que le taux de prévalence des syndromes autistiques a subi un accroissement considérable, passant de 4 à 5 pour 10 000 en 1995 à 1 pour 100 aujourd'hui, certaines études retenant le chiffre de 0,6 pour 100.

Pour autant, nos patients psychotiques n'ont pas disparu, pas plus que la théorie psychanalytique si précieuse pour penser l'impensable ou pour penser ces troubles du développement qui ne sont pas qu'envahissants.

Encore un mot, et peut-être une note d'espoir. La CIM10 est en grande partie adossée au DSM *(Diagnostic and Statistical Manual of Mental Disorders)*. Ce DSM, dont la version V tarde à paraître, vise surtout à recueillir et à cartographier une somme de symptômes selon une référence dite « a-théorique », certains diront antipsychanalytique, mais où les hypothèses organicistes et biologiques sont implicites et où les vastes champs de la psychopathologie et donc de la causalité psychique semblent avoir disparu. Or, François Gonon, neurobiologiste, qui évoque dans un article récent la bulle spéculative de la psychiatrie biologique, fait un état des lieux sur les recherches en psychiatrie biologique et ses liens avec la clinique psychiatrique. Il fait part du scepticisme de certains responsables de l'APA (American Psychiatric Association) dont le but, à travers le DSM, visait à faire entrer la « psychiatrie dans le champ de la médecine scientifique en élaborant une neuropathologie liant causalement des dysfonctionnements neurologiques à des troubles mentaux ». Ces psychiatres de l'APA semblent reconnaître aujourd'hui qu'après plus de trente ans d'espoir, le doute s'installe, avec le constat qu'aucun indicateur neurobiologique n'est suffisamment fiable pour mériter de figurer dans la nouvelle version du DSM-V. Cet auteur cite par ailleurs Steven Hyman, ancien directeur du principal organisme américain de recherche en psychiatrie biologique, qui rapporte que « la classification de ces troubles selon le DSM a entravé la recherche ». Il montre enfin comment des biais de publication et d'autoréférencement en viennent à renforcer de manière significative les résultats positifs plutôt que les résultats négatifs dans les recherches en neurobiologie.

Revenons à notre propos concernant les psychoses. L'approche de la classification française reste un fil conducteur à défendre car elle s'appuie avant tout sur une conception clinique où l'évolutivité en termes psychopathologiques est prise en compte et ne se contente pas d'un recueil de données et de symptômes prétendument objectifs. La clinique que l'on peut qualifier de développementale est essentielle pour apprécier finement ce qui doit se dégager de la rencontre avec nos jeunes patients et leur famille, ce d'autant que l'hétérogénéité des manifestations cliniques des psychoses l'impose. Et la pratique des tests et retests est là pour nous en confirmer le bien-fondé et dire toute la pertinence de ces évaluations que les publications internationales réclament. Car la vie d'un patient, écrit Maurice Corcos dans *L'homme selon le DSM*, « l'histoire qu'il a et qu'il se raconte est toujours plus intéressante que ses symptômes et réduire un patient à ses symptômes, c'est le délier de son histoire [...] et le début d'une désobjectalisation et d'une chosification de sa personne propre ».

Face à ces troubles de la relation et de l'être au monde, le dépistage et le repérage clinique les plus précoces sont nécessaires pour mettre en œuvre les thérapeutiques et les médiations appropriées. La clinique du bilan et celle de la consultation, éclairées par la théorie psychanalytique, sont là pour nous aider à mieux appréhender une psychopathologie fluctuante et parfois étrange dans ses manifestations cliniques, où les frontières entre les différents troubles ne sont pas toujours bien délimitées.

Dans ces pathologies de l'enfant décrites par Roger Misès sous le terme de « dysharmonie psychotique », ou encore « dysharmonie évolutive de structure psychotique », sont fréquemment observés des retards du développement psychomoteur et retard de langage, des troubles du comportement responsables de difficultés d'intégration scolaire, des troubles de la relation et de la communication, de l'excitation ou des inhibitions. Par ailleurs, le sentiment de soi est précaire, et des angoisses archaïques ou de néantisation qui témoignent de failles narcissiques précoces sont fréquemment observées. Des symptômes ou des signes d'alerte incitent les parents à la consultation. Ils sont adressés par l'école, par un pédiatre, par un membre de l'entourage, qui repère ces troubles de l'adaptation, ces troubles du développement ou ces lacunes dans les apprentissages. Ces derniers sont souvent très dysharmoniques. Hétérogénéité et variabilité caractérisent ces troubles psychotiques chez l'enfant. En toile de fond de ces perturbations, nous sommes attentifs en tant que clinicien aux troubles du cours et de l'organisation de la pensée et de l'expressivité des affects, ce qui va orienter l'écoute de notre rencontre avec un enfant et ses parents.

La rencontre avec Thomas : premières observations, premiers ressentis

D'un côté un enfant de 4 ans et demi qui, dès les premières consultations, est dans un corps-à-corps avec le consultant comme s'il venait s'y nicher, en même temps qu'il est pris dans des défenses maniaques et une recherche de coexcitation psychique et corporelle. Celle-ci laisse le consultant et son bureau dans un tel désordre que les objets et jeux éparpillés font l'effet d'une fragmentation dévastatrice, comme un paysage de la désolation offert à l'exploration de la consultation.

De l'autre, un couple de parents, muets et figés ainsi que de la matière face à l'excitation de leur enfant, dans l'attente, le regard fixé sur le consultant (plutôt que sur la consultation), mais qui formulent vouloir confier leur enfant à une institution de soins pour regrouper en un seul lieu les multiples prises en charge, fragmentées elles aussi, déjà mises en place. Pour cet enfant qu'ils souhaitent nous confier, ils ne demandent pas, comme on l'entend souvent, « Qu'a mon enfant ? » mais « Qu'est-ce qu'on peut faire de plus ? » Or comme on le verra, ils ont déjà énormément entrepris depuis que cet enfant a 1 an et demi.

D'un côté la désorganisation, de l'autre la sidération. Des deux côtés une forte demande, pour ne pas dire un transfert déjà massif sur l'institution de soins appelée à la rescousse comme une structure groupale, donc similaire à la structure familiale par essence, et représentée en première ligne par le consultant. Je suis frappé par la manière dont ces parents réclament un étayage de leurs pensées à propos de leur enfant au comportement si étrange et si remuant, lui-même en quête d'étayage et de contenance. Ils sont comme impuissants face à cet enfant encore jeune, en plein développement, chez qui les émergences d'allure psychotique occupent le devant de la scène et ont été repérées dès les premiers mois. Il est comme un enfant non pensé, non rêvé, et pourtant il s'agit de parents extrêmement entreprenants pour leur enfant en détresse. Cette impuissance à la représentation va se manifester tout au long de cette consultation dont le déroulement, pour ce qui me concerne, s'inscrit sur plus de quatre ans… Je ne relaterai que les premières consultations puis les moments de restitution des deux premiers bilans à 4 ans et à 7 ans.

La question de la décharge

Je rappellerai au préalable ce qu'il en est du destin de la décharge à propos de la communication dans la dyade mère-enfant, évoquée par Freud dans l'*Esquisse d'une psychologie scientifique* et citée par de très nombreux auteurs, dont Spitz dans *De la naissance à la parole*.

Le trajet emprunté par la décharge de la pulsion prend son origine dans des stimuli émanant de l'intérieur du corps, à propos desquels Freud prend l'exemple du besoin de nourriture. Je résume : pour éliminer la tension et l'excitation de la faim, un changement doit se produire, venant de l'extérieur car le nourrisson est incapable de le réaliser seul. La décharge opère par des manifestations émotives « au hasard » – cris, manifestations motrices – insuffisantes à faire baisser cette tension mais qui sont autant de signes d'une demande extérieure à l'intention de la personne secourable.

Spitz souligne que « cette citation de Freud qui va suivre ouvre sous une forme puissamment ramassée de vastes horizons sur un secteur entier de la pensée psychanalytique : “la voie de la décharge”, dit Freud, “acquiert ainsi une fonction secondaire d'une extrême importance – celle de la compréhension mutuelle. L'impuissance originelle de l'être humain devient ainsi la source première de tous les motifs moraux” ». Puis Spitz commente : « Au stade préverbal, l'insight de la nature de la communication entre mère et enfant joue un rôle extrêmement important du point de vue théorique, thérapeutique et prophylactique. » La décharge, l'intuition dans le sens de l'insight, la communication de l'un vers l'autre, c'est-à-dire émise et reçue et donc la compréhension mutuelle, indiquent le chemin de la construction du langage et de la pensée dans le recours à la personne secourable : c'est ce que développe Spitz dans son ouvrage.

La première consultation

Quels aménagements défensifs en jeu se révèlent au cours de la consultation, du bilan ou du traitement ? Quels événements environnementaux ou facteurs de développements neurobiologiques ou sociofamiliaux ont pris sens dans l'histoire du sujet ? Ce que je propose de montrer à propos de ce cas, c'est comment le processus de la consultation permet que s'organise une pensée autour d'un enfant et pour un enfant, en tenant compte et en s'appuyant sur les positions psychiques des parents et de leur position dans la réalité. Nous verrons comment le bilan s'est inscrit dans la processualité de la consultation et ce qu'il a révélé du trouble de l'organisation et de la construction de la pensée chez cet enfant[2].

Pour la première consultation, je reçois les deux parents sans l'enfant, modalité que je propose comme un principe car elle favorise le déploiement des perspectives parentales non envahies par l'enfant et son comportement. Le décalage dans ce que l'on perçoit du récit des parents porté par leur demande et l'enfant que l'on voit à la deuxième consultation, donne une première représentation de l'espace intersubjectif parents/enfant dont les consultations suivantes vont permettre un certain déploiement.

2. Cf. H. Suarez-Labat, « "Dessine-moi un squelette", Thomas à 4 ans, à 7 ans, à 9 ans », p. 53.

Les parents de Thomas consultent, disent-ils, pour regrouper en un seul lieu les différentes, pour ne pas dire multiples prises en charge dont il bénéficie : orthophonie, psychomotricité, consultations pédopsychiatriques, à la fois en milieu hospitalier et en milieu libéral.

Ils arrivent avec un dossier conséquent, où est mis en avant un déficit instrumental et psychomoteur. C'est un enfant qui n'a marché qu'à 23 mois, ne disait que quelques mots à 2 ans. Un neurologue, consulté à 1 an et demi, soulignait que s'il était méfiant et opposant, il ne fuyait pas le regard. La mère décrit un enfant qui, avant qu'il n'acquière la marche, était plutôt atone, calme, avait des jeux répétitifs, « comme des obsessions ou des tocs », ainsi que « des jeux incontrôlés comme des tics et des mouvements de contorsion des mains et de la bouche dans des contextes de grande émotion ».

Les parents ont été particulièrement actifs pour mettre en place une auxiliaire de vie scolaire et souhaitent que nous fassions un travail de lien avec l'école. Ces contacts, assurés dans une excellente collaboration, faciliteront grandement l'intégration scolaire de Thomas, perturbé par des défenses maniaques qui ne sont pas qu'hyperactivité ou trouble de l'attention. Il alterne un temps en petite section, un temps en moyenne section et un temps en individuel avec une auxiliaire d'éducation. Sur le moment, j'ai pu trouver cette modalité d'intégration scolaire complexe, mais après coup je me suis dit que cela respectait la dimension très dysharmonique de ce petit garçon.

L'exposition de la situation de Thomas m'a semblé particulièrement brève et concise au regard de l'importance du dossier neuropédiatrique que les parents me déposent avec divers comptes-rendus et explorations génétiques, ces dernières revenues toutes négatives. Le dossier devait-il suffire à présenter Thomas, avaient-ils autre chose à dire ? En effet, il est rapidement question du grand-père paternel, porteur, comme le père de Thomas et comme Thomas, de troubles ORL et de difficultés importantes de l'apprentissage du langage écrit et oral, présentées comme un handicap transmis sur trois générations. Ce handicap n'a pas empêché le grand-père de faire de brillantes études et le père de bien se débrouiller professionnellement, après des études catastrophiques marquées par des redoublements répétés et fort douloureux. Le père, qui ne veut pas d'un parcours aussi entravé pour ses enfants, souffre encore aujourd'hui de grandes difficultés avec l'écrit.

Puis il sera question de leur fils aîné que nous appellerons Julien, 9 ans. Suivi lui aussi en orthophonie, il est dysorthographique et en difficulté sur le plan scolaire, pour ne pas dire qu'il est atteint d'une forme différente du handicap paternel dont l'héritage transgénérationnel est présenté comme un postulat.

Julien est décrit comme coléreux, exigeant, très proche de sa mère, ayant eu du mal à accepter la naissance de Thomas. À cette époque, Julien, 4 ans, a présenté des troubles du sommeil : il était « insomniaque », dit la mère. Julien s'est donc arrangé pour partager le lit des parents pendant que Thomas était installé dans un couffin, collé au lit conjugal du côté de la mère, ce qui facilitait l'allaitement. Julien a alors réclamé le sein que sa mère ne lui a pas refusé, sans que cela se poursuive cependant. On avait alors consulté un pédopsychiatre pour qu'il donne son avis.

De quel défaut d'élaboration la remise au sein de l'aîné procède-t-elle chez cette mère ? Julien réclame un retour à la symbiose originelle que sa mère, ne pouvant s'en saisir symboliquement, lui accorde dans le réel. Julien se dit probablement « il me vole ma mère, je lui vole son lait », tentative de meurtre symbolique du frère rival où le père ne se pose pas en tiers séparateur.

Ce faisant, on dénie à Julien toute capacité à la croissance psychique, à élaborer la frustration, à se séparer et donc à maintenir la permanence de l'objet.

Il est banal de dire que d'emblée la pulsionnalité et la sexualité sont convoquées au cœur de la consultation dans leurs valences œdipiennes. On peut néanmoins se demander « que faire » de cet abondant matériel, de sa signification latente et des modalités pulsionnelles du fonctionnement de cette famille. S'agissant toutefois de la première consultation, il importait avant tout d'écouter pour organiser la rencontre.

La rencontre avec Thomas

Je reçois Thomas accompagné par sa mère. Il mettra un certain temps avant d'établir un contact visuel, mais il investit d'emblée l'espace de mon bureau dont il prend possession avec avidité. Il s'empare des jeux à disposition sans attendre mon invitation et installe la maison Fischer Price articulée sur le bureau, dans une grande proximité physique avec moi mais sans avoir encore rencontré mon regard. Les bagarres commencent entre les animaux, nourries de glissades et de chutes depuis le toit de la maison. Ce sont des jeux répétitifs et sans fin avec d'abondants commentaires plus ou moins compréhensibles, très peu articulés, et tout aussi répétitifs : « Le cocodil a attaqué, y tombe, est mort, y tombe, le roi yon y tombe par terre, y tombe dans le feu, l'ours polaire y tombe… » Tout en poursuivant son jeu de massacre joyeux, du genre mauvaise série B, il se lance dans une longue tirade dont je comprends, avec l'aide de la mère, qu'il s'agit du récit d'un film vu récemment, *Frère des ours*, ce qui me fait noter que lui aussi me parle d'emblée du frère.

Au-delà de la défense maniaque, il est dans un certain contact et dans une recherche de communication, que je qualifierai « d'à sa guise ». Il fait comme s'il ne tenait pas compte de moi tout en étant très collé physiquement, il suit son fil associatif. Je ne le comprends pas bien, car son discours est comme une bouillie de mots à déchiffrer. On serait tenter de se poser la question d'une dysphasie, cependant des mots plutôt recherchés, adaptés au contexte, comme si de rien n'était, et bien prononcés, émergent comme des îlots de sens dans un océan de charabia. D'emblée la perspective dysharmonique est apparente. « Tombé » est le mot que l'on comprend le mieux, il vient comme une récurrence. Ce mot est central, il renvoie à des disparitions et des morts violentes aussitôt annulées car à nouveau le même animal ou la voiture tombent, s'écrasent, se percutent, meurent ou disparaissent pour mieux réapparaître et retomber dans une boucle sans fin. Je note qu'il n'utilise pas les bonhommes, eux aussi à disposition dans la boîte de jeux.

Sa mère précise que Thomas a beaucoup de mal à se rendre à l'école ; il s'oppose à elle, comme il s'oppose à sa maîtresse, il peut aller jusqu'à se rouler par terre dans la rue. À ce moment de la consultation, Thomas est allongé par terre et fait aller et venir un camion le long de son corps avec force bruitage, ce qui n'est pas sans évoquer les stéréotypies sans fin des patients autistes. Il en sort, le jeu et l'excitation reprennent leur cours. Camions, voitures et animaux sont personnifiés, mais c'est comme une symbolisation de surface, au hasard peut-être. Les objets jeux se battent à mort avec force collisions et onomatopées évocatrices. Il en bave d'excitation, avec cette bouche qui ne peut retenir la salive et déverse des sons. Il gardera pendant plus d'une année des lèvres et leur pourtour irritées, comme un eczéma, par ce défaut de contenance des secrétions orales, bruitages et postillons mêlés qui avec morceaux de mots et salive débordent d'une bouche mal sphinctérisée.

Le contact avec Thomas est fluctuant avec des moments de décrochage, comme des absences, mais pas vraiment dans la forme que pourraient prendre des défenses autistiques comme j'avais pu le craindre après le récit des parents à notre premier rendez-vous. Il n'est jamais loin, on peut le rattraper, par la manche peut-être, tant la proximité corporelle et les coups d'œil deviennent plus fréquents pour vérifier si je suis attentif et à l'écoute de sa vie pulsionnelle et psychique. La communication avec ce petit garçon est avant tout corporéisée.

La troisième consultation

La consultation suivante a lieu avec le père. Thomas semble content de me retrouver, il se précipite dans le bureau et s'installe. Le père me dit que Thomas a beaucoup progressé sur le plan moteur, il commence à s'habiller seul et il s'exprime beaucoup mieux. Bien qu'il s'en défende en mettant en avant son incapacité à comprendre et à aider son fils, il lui porte une véritable attention. Thomas délaisse un temps la maison Fisher Price, il rapproche sa chaise de la mienne, s'empare d'une feuille et entreprend un dessin, avec un tracé très approximatif, comme des coups de feutre jetés au hasard sur la feuille.

Je reconnais une esquisse d'oiseau, il en donne l'information qui permet d'identifier un volatile et à son côté un bonhomme où les yeux, la bouche, le nez, prennent une place approximative, presque aléatoire ; ce bonhomme est plus que de guingois. Pour finir, la feuille est remplie de traits, de personnages, d'objets plus ou moins identifiables dont certains se superposent, rendant *in fine* l'identification du motif initial difficile si l'on n'en a pas suivi le cheminement. Ce dessin est saturé et confus comme le sont les jeux et la parole. Puis le questionnement arrive tout aussi jeté, sans vraiment attendre de réponse : « C'est quoi ça ? » désignant l'armoire du bureau dont on peut voir à travers les vitres qu'elle aussi est saturée – en livres. « C'est qui a fait ça ? », il montre les volutes des lambris qui recouvrent les murs du bureau. « C'est toi as fait ça ? », et ainsi de suite.

Pendant que Thomas reprend le jeu « glissé, tombé, tué » avec la maison Fisher Price, le père me parle longuement du frère de Thomas, puis de l'enfance de sa femme dont il souligne à quel point elle a souffert de la grande absence de sa propre mère. Heureusement, elle a eu un père sur qui elle pouvait compter. La préoccupation maternelle primaire, qui a fait défaut au fil des générations précédentes, est au cœur des préoccupations parentales.

Au terme de quelques consultations et sans attendre le bilan psychologique que j'avais d'emblée pensé programmer, je mets en place une psychothérapie individuelle à deux séances par semaine auprès d'une collègue de notre centre. Dans un second temps je proposerai aussi un travail avec l'orthophoniste, qui sera très profitable à Thomas. Thomas va s'inscrire avec force dans la psychothérapie. La collègue me dira qu'il a tout de suite commencé par un jeu répétitif, où il faisait circuler des voitures à toute vitesse sur des chemins très complexes, construits avec tout un tas de matériaux jeux hétéroclites, comme autant de parois pour parer les accidents et les effondrements des voitures qui tombent et sont mortes, pour ressusciter interminablement. Comme on peut le deviner, au fil des séances les parois deviendront plus solides et pare-excitantes. Les bilans successifs en seront le reflet.

Le temps du bilan, problématique identificatoire et problématique d'effondrement

Je rappelle que ce garçon avait été multiexploré sur le plan neurologique, génétique et instrumental avant la première consultation dans notre centre. Cependant, aucun bilan psychologique n'avait été proposé. Cette perspective semblait nécessaire pour mieux penser et faire penser Thomas et ses parents sur ses capacités cognitives, sur son fonctionnement psychique et émotionnel, mieux saisir ce qui semblait entraver son processus de développement, mieux comprendre ses symptômes et mettre au jour la conflictualité psychique s'y rapportant. Comme l'écrit Albert Louppe dans l'examen psychologique du jeune enfant : « Les difficultés auxquelles sont confrontés les parents de penser l'enfant, de penser pour l'enfant, de se penser comme mère ou comme père de cet enfant, touchent tous les registres de la problématique identificatoire – identifier, s'identifier, et être identifié – qui sont mobilisés par la rencontre avec le consultant. »

Pour le père, cette identification était comme un gouffre transgénérationnel, il se reconnaissait dans les difficultés de son enfant, il voulait les lui éviter. Pour la mère, sa difficulté à penser son enfant lui faisait courir l'aide de tiers spécialisés, elle en avait déjà convoqué de multiples et en sollicitait de nouveaux. Ceci montrait tout le désarroi à penser et peut-être à rêver son enfant autrement que porteur de déficiences ou de troubles du comportement. Et c'est à prendre comme une élaboration que ce recours à des tiers secourables regroupés en un seul lieu. Dans un mouvement similaire, je me souviens avoir pensé assez vite à la nécessité de ce bilan, même s'il n'eut lieu que quelques mois plus tard. La narrativité explicative des symptômes et de l'histoire clinique de cet enfant pouvait avoir valeur de représentation défensive ou de contre-investissement de cet enfant comme sujet. De même, ma proposition de bilan pouvait être perçue comme une réponse objective et tout aussi défensive qu'idéalisante ou persécutrice.

De fait, pour mieux explorer les voies que peuvent emprunter la pensée de cet enfant et des pensées des parents pour cet enfant, le temps de la restitution du bilan en présence du consultant est essentiel. Le cadre d'un centre de consultation qui en facilite l'organisation est déterminant pour permettre que se construisent d'autres représentations de l'enfant par ses parents.

La restitution du premier bilan

Nous sommes réunis dans mon bureau avec Thomas et ses parents pour la restitution du bilan. Hélène Suarez-Labat explique que Thomas a des difficultés d'organisation de ses pensées, elle poursuit en montrant qu'il a des potentialités intellectuelles entravées et montre comment cela passe par le corps, ce que Thomas souligne par son excitation, laquelle donne l'impression de ne pouvoir s'arrêter. De concert, nous soulignons aux parents la grande sensibilité émotionnelle de Thomas et l'effet rassurant pour lui de ne pas être oublié. Dans le même temps, nous sommes frappés, Hélène Suarez-Labat et moi, par le silence des parents. Pourtant, Thomas occupe l'espace sonore de la consultation en faisant écho aux commentaires du bilan. Les parents, dans un clivage défensif, nous apparaissent comme débranchés sélectivement de leur enfant. Le bruitage permanent déployé par Thomas ne les perturbe pas, ils ne sont attentifs qu'à la restitution, ils s'en remettent à notre attention conjointe, immobiles, figés et muets comme de simples observateurs.

Thomas s'est approché physiquement du couple que nous formons avec Hélène Suarez-Labat, laquelle prend un temps pour décrire aux parents ce qu'elle a observé comme un moment d'effondrement de Thomas sur lui-même, faisant le lien du psychique au corporel comme valeur d'expérience émotionnelle à ne pas négliger. Elle insiste sur l'importance de l'accompagnement du support sonore pour aider Thomas pendant la passation, ce qui s'est révélé comme un facilitateur particulièrement opérant. Thomas a plus de compétences qu'il n'y paraît et a besoin d'un cadre à la fois ferme et malléable pour son développement.

La restitution du bilan s'est déroulée dans une a-tonicité très marquée de la part des parents, dans la sidération autant que dans l'attente d'une compréhension, espérons-le mutuelle, de ce qui se passe pour leur enfant. C'est la question de la « coprocessualité » évoquée par Rémi Puyuelo, dans le processus analytique chez l'enfant et l'adolescent, qui insiste sur la nécessité de prendre en compte ce qui, dans la rencontre avec un analyste à propos d'un enfant, va réactiver des mouvements identificatoires partagés par l'enfant et ses parents dans le fonctionnement familial, comme une traduction des investissements narcissiques et objectaux chez l'enfant.

Il m'a semblé après coup que la question de la recherche d'un objet sécure, ou d'une forme d'agrippement à l'objet, était perceptible chez l'enfant comme chez les parents. Cette place que nous accordons aux parents dans le dispositif de traitement pour un enfant, c'est ce dont parle Freud en 1932 dans les *Nouvelles conférences*. Si l'enfant est un objet très favorable à l'analyse, mais que « les parents se font les porteurs de résistance », il est « souvent nécessaire d'allier à l'analyse de l'enfant une part d'influence analytique exercée sur les parents ». Le terme d'influence pose problème, nous dirions aujourd'hui qu'il s'agit de proposer aux parents, du fait de leur démarche, une part de l'écoute analytique dévolue à leur enfant, et donc de les y inclure.

Pour sa part, André Green, commentant les perspectives ouvertes par Bion avec ses développements sur la capacité de rêverie de la mère, précise « que l'agrippement est le contraire du lien, car l'agrippement reste désespérément fixé au même objet, tandis que le lien se déplace et peut devenir lien de lien, autrement dit non seulement relation mais relation de la relation ; c'est la pensée ». Il me semble que c'est justement ce qu'essaye de montrer ce temps de restitution de bilan où parents et enfant sont écoutés dans et autour de cette pathologie du lien, tout autant qu'à propos de la pathologie du développement pour laquelle il viennent nous questionner.

Quelques semaines plus tard, et à la suite d'une réunion avec l'école, nous sommes en fin d'année scolaire, la décision est prise de maintenir une auxiliaire de vie scolaire pour faciliter l'intégration scolaire de Thomas que l'on fait passer en section moyen-grand. Les enseignants se sont dits satisfaits de l'évolution de Thomas dont nous avons perçu qu'il avait su mobiliser l'équipe éducative en sa faveur dans un lien qui n'est pas que de l'agrippement.

À la consultation qui suit, le père m'apparaît déprimé. Il dit que l'état de son fils se détériore et que c'est encore un bébé, il se demande « où on va ». Il ajoute ne pas se sentir compétent, ce qui souligne bien la résurgence des problématiques identificatoires dans ses trois valences rappelées plus haut. Cette appréciation contraste avec le silence habituel de ce père lors des consultations. Il montre cependant dans cet accès à la position dépressive qu'il peut penser Thomas et donc retrouver du lien. Pour le père, la détérioration serait du côté de la sénescence, pour ne pas dire de la pulsion de mort, et le bébé régrédient du côté de l'immaturité mais de la pulsion de vie voire de la pulsion épistémophilique. Jusqu'où va-t-il aller, ce bébé qui grandit et qui se différencie de son père ?

La mère de son côté dit « je ne sens pas, j'ai du mal à jouer ». Puis le père ajoute qu'il a le sentiment de ne pas avoir élevé son aîné : « Je n'aime pas jouer avec les enfants, j'ai un problème de rapport avec mes enfants, j'ai un rapport très fort avec Thomas, je me retrouve. »

À l'occasion d'une consultation ultérieure où Thomas nous avait entraînés à jouer à nous envoyer une balle de papier, celle-ci s'était retrouvée dans la main du père ; il était alors censé la relancer à Thomas. Nous avions bien ri ensemble du fait que le père avait lancé la balle non pas vers Thomas mais vers sa femme, pourtant placée dans une direction opposée, et cela à deux reprises. Il ne pouvait l'envoyer vers son fils. Ce moment pourrait être considéré comme paradigmatique de la demande de ce père, pour lui-même peut-être, en abyme de la demande pour son fils, mais donc aussi de la demande de Thomas vers ses deux parents. L'originalité de Bion, dit Green, « c'est d'avoir compris que l'enfant pouvait avoir des pensées mais que pour avoir une pensée, il devait pouvoir compter sur et s'étayer sur l'appareil à penser les pensées de la mère ». Ce petit jeu de balle qu'initie Thomas, plus sérieux qu'on ne pourrait le penser, donne à voir une recherche d'étayage des pensées-jeux de Thomas qui n'est pas que du registre maternel, mais qui cherche à rencontrer aussi le tiers paternel.

Pour la restitution des retests à 7 ans, il est souligné que Thomas a encore des difficultés à faire des liens plus sécures, cependant les angoisses de chute se sont estompées. Thomas est plus associatif et moins excité au cours de cette consultation. Il est alors en CP et nous dit « moi je travaille bien ». On le comprend mieux, mais son père s'inquiète toujours de savoir s'il va réussir à suivre et si la détérioration ne le guette pas. Ce père continue à nous parler de lui. Pour ma part, je réalise en réécrivant ce cas d'après mes notes que je continue à parler du père et bien peu de la mère.

Quelques mois plus tard, je quitte ce centre de consultation. C'est notre dernière rencontre. Thomas prend un feutre rouge et un feutre bleu. Il commence par colorier des espaces non délimités, pour ce qui se révèle être un drapeau français dont il n'a tracé les contours qu'une fois que le blanc intermédiaire avait pu être localisé et identifié par son encadrement des parties bleu et rouge. Il est mieux contenu et tient à me le faire savoir. Un second drapeau est colorié sur une autre feuille, après en avoir dessiné les contours. Il ajoute un manche pour le brandir. C'est un garçon qui peut grandir et s'ériger plutôt que de s'effondrer. Le premier bilan avait montré que Thomas avait du mal à se représenter « trois », ce à quoi les parents avaient été extrêmement attentifs. En partant il me serre énergiquement la main à quatre reprises et en me fixant bien du regard.

Bibliographie

CORCOS, M. 2011. *L'homme selon le* DSM. *Le nouvel ordre psychiatrique*, Paris, Albin Michel.

FREUD, S. 1895. « Esquisse d'une psychologie scientifique », dans *Naissance de la psychanalyse*, Paris, Puf, 1996, 7e éd., Toulouse, érès, éd. bilingue, 2012.

FREUD, S. 1932. « Nouvelles leçons d'introduction à la psychanalyse », dans *OC XIX*, Paris, Puf, 1995.

GONON, F. 2011. « La psychiatrie biologique : une bulle spéculative ? », *Esprit*, novembre 2011, p. 54-73.

GREEN, A. 1987. « La capacité de rêverie et le mythe étiologique », RFP (LI, 5), p. 1299-1315.

LOUPPE, A. 2010. « Notes sur la passation et la restitution du bilan psychologique du point de vue du consultant », dans *L'examen psychologique du jeune enfant*, Toulouse, érès, p. 71-81.

MISÈS, R. 2011. « L'opposition au DSM : la classification française des troubles mentaux de l'enfant et de l'adolescent (CFTMEA) », dans *Pour en finir avec le carcan du DSM*, Toulouse, érès.

PUYUELO, R. 2005. « Coprocessus analytique et psychanalyse avec l'enfant », dans *Le processus analytique chez l'enfant et l'adolescent*, Paris, In Press, p. 13-38.

SPITZ, R.A. 1965. *De la naissance à la parole. La première année de la vie*, Paris, Puf.

« Dessine-moi un squelette »
Thomas à 4 ans, à 7 ans, à 9 ans

Hélène Suarez-Labat

Thomas est âgé de 4 ans 7 mois lorsqu'il est reçu avec ses parents au CMPP. Il présente un retard de développement global associé à un retard de langage qui persiste, pour lesquels le pédiatre de PMI s'est inquiété lorsqu'il avait 18 mois. La famille a été adressée dans un service hospitalier de neuropédiatrie pour une série d'examens (caryotype, IRM) qui n'a pas diagnostiqué de cause étiologique. Les parents sont très mobilisés pour engager les différents soutiens thérapeutiques pour leur fils. Ils sont préoccupés par la découverte d'un éventuel handicap.

Hélène Suarez-Labat, docteur en psychologie clinique et psychopathologie, psychanalyste SPP, chargée de cours, université Paris-Descartes.

Je présenterai les épreuves cognitives et projectives proposées à Thomas selon plusieurs fils d'analyses : la clinique de la passation, différents niveaux de dépression, les effets de l'épuisement des capacités de pensée, le traitement de l'excitation, le destin des investissements et désinvestissements, le repérage des potentialités psychotiques et mécanismes de dégagement. Ces différents fils nous guideront vers la question de la transmission des données du bilan à l'enfant et à sa famille dans le cadre de la consultation conjointe, comme mise en historisation de l'évolution de l'enfant. Alors, comme en écho à ce que me demandait Thomas à l'âge de 7 ans : « Dessine-moi un squelette », je pourrais dire « Dessine-moi un bilan ».

Thomas à 4 ans 7 mois WPPSI-R, dessin du bonhomme, Rorschach, Patte Noire

Lors de notre première rencontre, je reçois Thomas et ses parents qui sont venus accompagner leur fils. C'est le père qui prendra la parole, en présentant Thomas comme un garçon aux multiples difficultés. La mère est très effacée, laissant son mari mener ses missions de chargé des relations extérieures de la famille. Il me demande si j'ai un cabinet en ville au cas où les horaires ne conviendraient pas… Entrée en matière que j'éluderai, en resituant le cadre de nos rencontres dans le lien avec le médecin consultant, le docteur Giraut. Ainsi les parents investiguaient-ils à leur façon la qualité du lien qui circulait entre le docteur Giraut et moi. Allais-je me laisser séduire pour m'occuper du couple et de leur fils en laissant choir le cadre tiercéisant ?

Thomas est un drôle de petit garçon qui se présente volontiers sous l'apparence d'un enfant engagé dans une relation où la superficialité (Meltzer, 1975) est de mise. Lors de ce premier temps de rencontre, il montre ses aspects les plus redoutables. Il se réfugie dans la position du bébé qui ne peut pas penser, il s'excite un moment, puis voyant que je reste attentive et ferme sur les limites, il se met au travail, en déployant des capacités cognitives qu'il évitait soigneusement d'investir. La question de l'investissement du tiers par le clinicien, ses effets sur l'investissement du cadre par Thomas sont revenus constamment au fil des bilans successifs selon différentes déclinaisons. On retrouve ce que F. Tustin (1972) a longuement développé autour de la nécessité de la fermeté dans la tenue du cadre, qui permet à l'enfant de s'appuyer sur les fonctions limitantes du clinicien.

Lorsque Thomas réussit, il peut être facilement envahi par des émotions intenses qu'il ne peut contrôler. Émotions qui provoquent une désorganisation de l'image du corps mais aussi de son schéma corporel, avec des mouvements de la langue particuliers, un regard inaccessible associé à une posture aussi particulière : Thomas met les bras en croix, mouvements qui m'ont beaucoup interrogée à cette époque. Il avait montré cette réaction à deux reprises aux subtests *Complètement d'images* et *Arithmétique*. On remarquait également que lorsqu'il réussissait, un épuisement rapide de ses capacités de pensée advenait qui se manifestait par un abattement important associé à une baisse de tonus, il s'affalait sur sa chaise se coupant de toute communication.

Test d'efficience intellectuelle : WPPSI-R

WPPSI-R	
Échelle verbale	86
Échelle performance	87
QIT	86

Les scores obtenus le situaient dans la limite inférieure de la variation de la normale. Bien que les scores interéchelles apparaissent homogènes, les scores intra-échelles étaient plutôt hétérogènes. Ainsi des secteurs étaient particulièrement investis alors que d'autres presque désertifiés. Thomas s'évadait facilement dans un monde imaginaire lorsqu'il se percevait en difficulté ; par contre, si on lui proposait un étayage, il pouvait tout aussi bien s'en saisir, tout comme se réfugier encore plus dans ses recherches de coexcitation. La dysharmonie s'imposait dès ce jeune âge avec le questionnement de la potentialité psychotique destructrice de sens…

Échelle verbale	88	Échelle performance	87
Information	08	Assemblage d'objets	12
Compréhension	06	Figures géométriques	08
Arithmétique	06	Carrés	05
Vocabulaire	12	Labyrinthes	01
Similitudes	09	Complètement d'images	15
Phrases mémorisées	04		

À l'échelle verbale : 88

Il obtenait son meilleur score au subtest *Vocabulaire (12)*, il pouvait donner de très bonnes définitions comme : « Un chapeau ? – On le met sur la tête quand il fait chaud », mais il pouvait être également envahi par l'excitation, car un de ses soucis majeurs était d'arriver à juguler cette quantité d'excitation qui balayait bien souvent l'accès à la pensée. Autre exemple, il pouvait fournir à la définition de « bourgeon » la réponse : « un avion qui passe dans le ciel ». Manifestement, il n'en connaissait pas le sens. La fuite vers l'imaginaire était très active face au vide de la pensée. L'accès à la négation et à la différenciation des espaces semblait laisser Thomas dans un grand vide, qu'il tentait de combler par de l'agitation motrice conjuguée à une recherche de coexcitation pour se retrouver mélangé avec l'autre, dans le corps de l'autre. Le recours à l'identification projective pathologique était très fréquent et d'une forte intensité.

Néanmoins, c'était un garçon qui pouvait à certains moments avoir largement accès au sens. Par exemple, aux *Phrases mémorisées*, après la phrase : « maman travaille beaucoup », il ne pouvait plus répéter que des mots isolés et, progressivement, il s'affalait sur sa chaise ne pouvant lutter contre la chute de tonus, traduction de la perte du lien à l'objet. Au subtest *Compréhension (06)*, il montrait une grande inhibition, protectrice devant tant de sollicitations fantasmatiques. Aux *Similitudes (09)*, il présentait aussi différents types d'investissements et de désinvestissements : une capacité à s'organiser, à établir des liaisons entre les processus de pensée, un envahissement par l'excitation qui attaquait les limites, le cadre et ses tiers protecteurs, le recours à l'inhibition, l'épuisement des capacités de pensée et ses traductions hypotoniques.

À l'échelle performance : 87

Thomas était plus à l'aise avec la construction des objets concrets, il pouvait davantage se concentrer, beaucoup moins s'évader dans ses productions imaginaires. Il obtenait ses meilleurs scores à l'*Assemblage d'objets (12)* et au *Complètement d'images (15)*. Lors de ces épreuves il était très vigilant, rapide et très contrôlé. À l'*Assemblage d'objets*, une sensibilité prédominait à la liaison haut/bas comme à l'assemblage de l'ours. À l'assemblage suivant, en construisant les éléments du visage, il avait ralenti ses assemblages en disant que « C'était Julien, son frère », évocation qui est revenue souvent, surtout dans les dessins où il figurait des confusions entre les deux garçons, sorte de paravent défensif devant des angoisses identitaires, surtout quand il s'agissait de représenter l'image de soi. À l'item « Chien », il essayait de regarder derrière le cache, puis lors de ses tentatives de construction il commentait : « C'est un loup, non c'est un chien, non c'est un lion ! », il avait réalisé l'assemblage en 15" !

Aux *Figures géométriques (08)*, Thomas avait beaucoup de difficultés avec le contrôle pulsionnel de la trace. Il croisait difficilement les axes verticaux et horizontaux, représentant les constructions de l'image du corps et ses projections sur une surface réceptrice, comme G. Haag (2006) l'a souvent démontré. Lorsque j'introduisis une trame sonore accompagnant le pointage des contours des formes géométriques à l'aide de mon index, Thomas s'est aussitôt lancé dans la figuration graphique. Était-ce le croisement de deux frayages sensoriels, le tactile et le sonore, qui lui avait permis de retrouver un filet pare-excitant qui procurait un remaillage interne lui permettant de retrouver ses capacités de projection dans un espace ?

Aux *Carrés (05)*, on retrouvait le même fonctionnement, il s'était collé aux carrés du modèle dès le deuxième item où les carrés devenaient différents (rouge/blanc), d'autant qu'un troisième carré faisait son entrée en scène. Il voulait l'attribuer au modèle, il n'en voulait pas dans son champ. Il reproduisait les constructions en s'appuyant sur mon étayage ferme, une fois ce fond interne consolidé, il a pu établir des stratégies de pensée. À noter que, dans un premier temps, il déployait toute une série de défenses maniaques où il tentait de se retrouver dans des espaces confondus avec le clinicien. De nouveau, la fermeté du cadre et ses qualités à valeur de limites étaient recherchées par Thomas.

Dessin du bonhomme et dessin de famille

Lorsque j'avais demandé à Thomas de dessiner un bonhomme, il m'avait dit aussitôt qu'il allait dessiner son frère et lui (dessin 1). Il avait figuré son frère en commençant par former le rond du visage, qu'il avait pris soin de bien fermer, dessinant des yeux noirs qui signaient l'attention à une substance pourvoyeuse de projection, de renvoi. La bouche était confondue avec le nez. À partir de la figuration de la bouche « cassée », Thomas était devenu comme « chiffonné », il s'agitait beaucoup. Après ce temps d'agitation motrice, il avait pu se lancer dans l'esquisse des membres inférieurs qui apparaissaient sans véritable armature. Pour parer à cette perte de contenance qui signait également la construction partielle des articulations entre image du corps, identifications intracorporelles (Haag, 1991) et relation à la différenciation des espaces et des sexes, Thomas avait entouré son frère d'un halo de contenance. Il s'était immédiatement levé pour aller se regarder dans le miroir d'où il me regardait en arrière-plan, puis il était revenu pour se dessiner avec un corps beaucoup plus structuré que celui prêté au frère. L'on peut penser combien la représentation de soi était collée au double campé par l'image du frère qui lui servait de tremplin, pour se retrouver dans le miroir, récupérer le regard du clinicien, pour retrouver ses capacités de projection sur une surface réfléchissante. Un si long chemin pour arriver à « Je dessine "moi" ».

Le dessin de famille (dessin 2) fut réalisé dans l'ordre suivant : sa mère, son frère, son père. Je lui avais fait remarquer qu'il ne s'était pas figuré. Il s'était mis à regarder derrière lui, dans l'évitement du contact par le regard avec moi-même. Je m'étais mise à me parler toute seule sur un mode psychodramatique : « C'est curieux de dessiner sa famille sans se dessiner. » Thomas était revenu pas à pas vers moi. Il s'était dessiné imbriqué dans son frère. On retrouvait cette composante du double comme protectrice face à des espaces non suffisamment construits, encore plus intensément ressentie face à l'espace commun comme celui de la représentation du groupe famille, dont les membres étaient figurés sans véritable regard. Les yeux étaient représentés comme « cassés » et vides – comme les bouches d'ailleurs. L'oralité et l'analité étaient en état d'attente de mise en forme des mouvements de communication internes et externes.

Épreuves Projectives

Rorschach

Thomas s'était bien prêté au jeu perception/représentation à tel point qu'il avait accédé à des théâtralisations ludiques, traduisant l'accès à des représentations kinesthésiques. C'est la construction du fond psychique qui était d'emblée questionnée en lui, à travers sa sensibilité au blanc et la perception des trous dès la planche I. La recherche d'un fond commun avec l'objet le faisait associer à la projection d'un château à la planche II, qui à la planche III était peuplé d'un monstre. Aux planches suivantes (planches IV, V), il avait théâtralisé la dévoration du monstre dans un jeu « Je te mange, tu me manges ». Il avait demandé à dessiner le monstre et le château. Dans une seconde passation, avaient émergé des angoisses de mort psychique, puis des défenses maniaques avec une recherche de coexcitation avec le clinicien. Ainsi, l'on pouvait entrevoir différents niveaux d'organisations psychiques et cognitifs se déployer, avec la prégnance de mouvements de collage, faute de compte d'auteur propre, collages qui étaient sources de désorganisations signant des espaces et des temporalités confus.

Patte Noire

Dans un premier temps, Thomas n'avait pu accéder à la passation, il s'était très vite retrouvé dans une intense inhibition, ne pouvant plus associer. Je lui avais alors proposé un rendez-vous supplémentaire. Ainsi, il avait fallu deux rencontres pour aborder ce travail. À ce dernier rendez-vous, Thomas était assez joyeux au début de la passation, il avait reconnu Patte Noire comme un garçon de 4 ans, la mère était identifiée comme étant le père, le père avait lui une fonction nourricière. Thomas avait choisi les planches où l'analité était représentée comme mode de relations en alternance avec des planches où Patte Noire était seul, abandonné. Aucune planche figurant l'oralité et le nourrissage n'avait été choisie, ce qui est rare à cet âge. Seule la fée Cochon apportait des contenants (« une voiture, un bateau ») permettant une potentielle contenance des affects et des espaces, mais avec un évitement des liens à l'oralité pourvoyeuse d'introjections.

Conclusion du premier bilan

Thomas est un garçon qui présente des difficultés d'organisation des processus de pensée dues à des quantités importantes d'excitation, qu'il n'arrive pas à circonscrire du fait d'un pare-excitation précaire. Ceci l'amène à se réfugier dans l'agitation ou dans un monde imaginaire qui l'éloigne de la réalité. C'est un garçon qui est porteur de potentialités intellectuelles, entravées par une insécurité identitaire et identificatoire, qui demeure encore très soumise à la motricité et au corps. En complément des aides dont il bénéficie déjà, un travail psychothérapique semble indispensable, pour aider Thomas à élaborer toutes ces angoisses du tout-petit et ses différentes structurations et relations qui peuplent ces espaces différenciés.

Thomas à 7 ans WISC-IV, Figure de Rey-B, épreuves projectives

Lorsque je revois Thomas, il a bien changé : la qualité de son regard s'est beaucoup modifiée, l'excitation maniaque est beaucoup moins présente, l'espace est investi différemment. Il est suivi en psychothérapie à raison de deux séances hebdomadaires ainsi que deux séances d'orthophonie. Une thérapie familiale s'est aussi mise en place, une séance par semaine lorsqu'il a eu 5 ans. Scolarisé en CP, il est accompagné par une auxiliaire de vie scolaire (AVS) à mi-temps.

Je demande à Thomas s'il connaît sa date de naissance. Il me regarde un peu éberlué en disant non. Un silence s'ensuit, puis je décompose les temporalités, l'année, le mois, le jour. Nous sommes à quelques jours de son anniversaire. Il restitue le mois qui s'avère très éloigné du mois de son anniversaire. Je lui dis qu'un travail à venir serait de connaître sa date de naissance. Il me regarde avec des lumières dans les yeux.

Test d'efficience intellectuelle : WISC-IV

Épreuves	WPPSI-R 4 ans 7 mois	WISC IV 7 ans	Intervalle de confiance
ICV (Compréhension verbale) Échelle verbale WPPSI-R	86	84	[77-94]
IRP (Raisonnement perceptif)	87	107+20 pts	[97-115]
IMT (Mémoire de travail)		50	[47-65]
IVT (Vitesse de traitement)		59	[56-75]
QIT	86	71	[66-79]

À l'échelle de compréhension verbale : 84
Similitudes (11) (09), Vocabulaire (09) (12),
Compréhension (02) (06)

Le score obtenu aux *Similitudes (11)* montre une construction des espaces différenciés permettant la prise en compte de deux objets différents pour dégager leurs similitudes. L'attention prêtée par Thomas à la recherche des similitudes est fluctuante. Il peut répondre avec cohérence ou s'évader du contexte en répondant à côté, comme à l'item « Saisons » : « C'est le printemps, la famille des arbres. » Il est sensible à la référence à l'image du corps et ses appuis psychiques, comme à « Coude-genou », il répond : « C'est pour jouer. Il y a un squelette. » On perçoit la fragilité de l'investissement de la liaison représentation-affect et image du corps comme socle des processus de pensée. Il peut me tester à sa manière à plusieurs reprises en faisant semblant de ne pas savoir.

À *Vocabulaire (09)*, la restitution du sens des mots est très dysharmonique. Thomas peut accompagner la définition de mot avec du mime gestuel (mimer l'axe du parapluie pour en donner la définition). *A contrario*, il peut verser dans l'attaque et la confusion du sens des mots comme à « Obéir » : « c'est pour donner une fessée », ou « Île » : « Il y a une jungle où il y a plein de lions », ce qui relance la construction des limites et la différenciation des espaces. La recherche de la coexcitation est un mode de contention de l'angoisse, qui est suscitée par la représentation de mots, porteuse d'affects de détresse qui versent dans le négatif par le recours à l'agir.

L'accès au subtest *Compréhension (02)* se déploie également sous le signe de la coexcitation. Thomas ne peut accéder à la cohérence du sens qu'il attaque constamment. L'on perçoit des potentialités psychotiques face à la restitution d'une pensée propre et la sollicitation vers l'espace différencié.

À l'échelle de Raisonnement perceptif : 107
Cubes (06) (05), Identification de concepts (19),
Matrices (08), Complètement d'images (14)

Comme pour sa date d'anniversaire, où Thomas isole les différentes temporalités, il pratique l'isolation des *Cubes (06)*. Il les regarde, sans les mettre en lien, et évite de regarder le modèle, ce que je lui fais remarquer. Mes commentaires semblent l'étayer pour s'engager dans un travail de rassemblement des différentes parties en un tout, mais le jeu se tarit très vite. Il est sidéré par le blanc aux items 6 et 7 qui apparaît comme des trous. On retrouve cette sensibilité au blanc que l'on avait observée au précédent bilan à l'épreuve des *Carrés* mais aussi au Rorschach. Par ailleurs, Thomas va exceller à l'*Identification de concepts (19)* et aux *Matrices (08)* : la satisfaction le tient, l'objet donné déjà construit, l'image est relayée par l'investissement du perceptif et assure la permanence de l'objet. Au *Complètement d'images (14)*, il est aussi très rapide dans ses réponses et fait preuve d'une grande vigilance face à ce qui manque.

À l'échelle de Mémoire de travail
Mémoire des chiffres (01),
Séquence Lettres-Chiffres (01)

Impossible pour Thomas d'accéder à la *Mémorisation des chiffres* ou des *Séquences Lettres-Chiffres* : c'est un secteur sinistré de son fonctionnement psychique et cognitif. Le rythme, avec la répétition du clinicien incarnant la présentation de l'autre, ne peut s'accorder, au sens de l'accordage affectif de D. Stern. Thomas est très vite perdu, désorienté comme dans un désert, le rythme s'efface.

Figure de Rey-B
Copie : 7 ans : 4'37 (Dessin 3)

Dans un premier temps, Thomas dessine le cercle puis le triangle. Il s'arrête en me regardant après la figuration du bonhomme comme si le travail était terminé. Je lui rappelle la consigne. « Ah oui ! », dit-il. Il retourne sa feuille, se remet au travail de figuration du modèle. Il réalise cercle, triangle, un bonhomme plus structuré, au graphisme plus assuré, puis son regard devient vague… Je lui fais un signe de la main, il sourit, se remet au travail, mais en conservant une distance entre le rectangle et la construction cercle/triangle.

Mémoire : 2'11 (Dessin 3)

La première démarche de Thomas est celle de retrouver un contenant qui est figuré par un rectangle dans lequel il va inscrire des contenus, des traces de mouvements pulsionnels auxquels il essaie de donner une forme. L'écriture est trouvée comme forme rythmique, mais elle finit par se désorganiser et sortir du cadre. La limite est précaire, le but n'arrive pas à être atteint. L'affect et ses mouvements inéluctables ne trouvent pas de mise en forme véritable. Thomas n'est pas très content de ce qu'il a fait. Il s'agite et commence une recherche de coexcitation. Je lui propose d'essayer de trouver une autre voie pour se remémorer. Il se calme, se remet au travail, toujours en privilégiant le rectangle et en tentant d'organiser des contenus plus en lien, mais qui demeurent très loin du modèle. Ceci laisse à penser la difficulté de conserver les différentes articulations au sein de l'appareil psychique comme organisateur du Moi corporel, fabriquant le squelette interne, mais aussi le principe de réalité (Bion, Meltzer).

Dessin de famille (Dessin 4)

Thomas dit qu'il va représenter son frère Julien, puis il dit « C'est la famille », en se lançant dans la figuration d'une maison. Il prend soin d'épaissir le toit comme représentant protecteur des pensées et des limites entre le dedans et le dehors. Une cheminée est dessinée à gauche du toit. Deux fenêtres figurent l'idée de l'inscription des liens par la pénétrance du regard possible entre le dedans et le dehors. Mais la structure qui permet la circulation des affects manque, les articulations du « Squelette de la fenêtre » ne sont pas utilisables, puisqu'on ne peut pas les ouvrir. Les croix en X sont des pseudo-axes n'offrant pas d'aller-retour des projections et introjections. Le bouton est bien figuré, mais où est la boutonnière pour qu'il soit utilisable ? La porte est une forme proche de l'informe. Le primitif des contenus exprime une vectorisation pulsionnelle chaotique, néanmoins avec un mouvement qui cherche ses formes pour l'instant peu utilisables. Dans cette maison, l'affect est un mouvement en quête de forme, aurait dit A. Green (1985).

La dame de Fay : Dessine et écrit « Une dame se promène et il pleut » (Dessin 5)

Thomas se prête à cette épreuve avec une certaine assurance. Il se lance dans la réalisation de la dame qui est mieux construite que le précédent dessin du bonhomme. L'investissement de l'espace se déploie entre la ligne de ciel et la ligne de terre, traduisant la construction d'un fond dont les espaces relativement différenciés permettent la figuration plutôt stable de la dame, des repères spatiaux de base. Thomas demande des crayons de couleur pour tracer le sol, puis se résigne à figurer la pluie. Il tente d'écrire la phrase : « Une dame se promène et il pleut », en essayant de reproduire des formes qui ressemblent plus à des impressions sensorielles. L'agitation motrice l'envahit à la fin de l'épreuve.

Épreuves projectives

Rorschach

Ce nouveau Rorschach traduit une recherche constante de continuité d'exister. Le climat de la clinique de la passation est resté gravé pour moi à jamais par l'irruption de l'inattendu du « Dessine-moi un squelette » à la planche VII [1]. Thomas s'est beaucoup rapproché de moi dès le début de la passation. Allais-je devoir affronter l'adhésivité (Bick, 1968) et la recherche de la coexcitation face à ce matériel potentiellement source de désorganisation ? Je l'ai laissé se rapprocher malgré tout. On verra bien, m'étais-je dit. À la planche II, j'avais été surprise par la touche finale, « C'est mon squelette », ce que j'avais compris comme : « Ça, c'est moi. » Puis la répétition m'avait confortée dans cette idée quand, à la planche VII, après avoir été confronté à la perception du blanc (Dbl) possiblement perçu comme trou, Thomas se jette sur moi, en me demandant avec insistance : « Dessine-moi un squelette. » Je suis étonnée, émue, enfin

1. Marie-Laure Durand et Jean-Yves Chagnon reviendront sur l'analyse plus détaillée de ce protocole dans le chapitre suivant.

bouleversée, confrontée à mes limites : je ne sais pas bien dessiner… Je lui dis : « Alors, je crois que c'est impératif, on y va », et je me lance dans l'entreprise dont Thomas ne perdra pas une miette. J'ai retrouvé une note énigmatique dans le dossier du bilan, un bout de papier où j'avais noté « dessins : Dr G. » et je me suis souvenue que j'avais dit à Thomas : « Tu sais, je crois que le docteur Giraut sera très intéressé par ton idée de dessiner un squelette, il aime beaucoup les dessins. » Thomas m'avait regardée, un peu étonné par cette référence au tiers utilisée pour contenir mon émotion.

CAT

La perception du lien représentant de l'entre-deux est figurée comme une ficelle à la planche 2, dans un premier temps, comme si la chute était imminente faute de squelette, d'armature. La ficelle est finalement perçue comme une corde, mais sans différence de sexe. Ce sont tous des garçons, ce qui permet d'esquiver le mouvement œdipien.

TAT

La fatigue est d'emblée nommée par Thomas aux prises avec le désinvestissement, voire avec la non-intégration de l'objet comme source de satisfaction. Le trouble identitaire est massif à la planche 2 face au couple, mais se trouve surmonté par le lien avec la planche précédente : voilà le petit garçon de l'autre femme. La référence à la perte, à la mort est fréquente aux planches où la passivité est plus engagée. L'appui sur les repères des formes de toutes sortes est frappante : la porte, les planches et même le cerveau face au blanc et au froid.

Conclusion du deuxième bilan

Thomas a beaucoup évolué depuis le précédent bilan à l'âge de 4 ans, plus particulièrement en ce qui concerne le contrôle de sa motricité et de l'excitation qui entravait beaucoup ses différents ancrages corporels et psychiques. Il cherche beaucoup moins à se loger à l'intérieur de l'autre pour ne pas se trouver aux prises avec la solitude nécessaire pour penser. Il fait preuve d'une pensée plus autonome tout en vérifiant constamment l'attention de l'adulte et en recherchant des appuis comme « Dessine-moi un squelette ».

Thomas à 9 ans 11 mois
3e test WISC IV, Figure de Rey-B,
épreuves projectives

Je revois Thomas pour un nouveau bilan psychologique (Temps 3) à la demande du docteur C., médecin consultant. Thomas est devenu un grand garçon qui établit une relation de bonne qualité après avoir vérifié la confiance qu'il pouvait m'accorder en me montrant ses capacités à résoudre les problèmes que je lui soumets, sans oublier ses faux-semblants dans lesquels il peut s'isoler : états de blanc de pensée entravant les mises en lien entre les différents éléments qui forment une unité. Par ailleurs, Thomas n'est pratiquement plus engagé dans une recherche de coexcitation comme il pouvait l'être lors des précédents bilans. Les blancs de pensée peuvent être considérés comme des traces mnésiques de ces états qui constituaient une façon de ne pas rester seul avec ses difficultés. L'identification projective pathologique est moins active, ce sont des mouvements de dépression blanche (Donnet, Green, 1973) qui sont plus présents. À mi-chemin vers l'intégration de la position dépressive, une latence des mouvements pulsionnels semble poindre.

Teste d'efficience intellectuelle : WISC-IV

Épreuves	WPPSI-R 4 ans 7 mois	WISC-IV 7 ans	WISC-IV 9 ans 11 mois	Intervalle de confiance
ICV (Compréhension verbale) Échelle verbale WPPSI-R	86	84	69	[77- 94] [64- 81]
IRP (Raisonnement perceptif)	87	107 +20pts	99	[97-115] [90-108]
IMT (Mémoire de travail)		50		[47-65]
IVT (Vitesse de traitement)		59	69	[56-75] [64-84]
QIT	86	71		[66-79]

Les scores obtenus sont à considérer avec beaucoup de précautions car, même s'ils montrent quantitativement une régression de l'efficience intellectuelle, Thomas fait davantage preuve de qualités de mises en lien bien plus cohérentes et plus authentiques qu'elles ne pouvaient l'être à l'âge de 7 ans lors du précédent bilan. La question de l'organisation de la mémoire de travail où Thomas ne peut accéder à la mise en séquence des chiffres et des lettres révèle un état émotionnel qui est plus lisible actuellement, entravant l'ordonnancement, la classification des éléments. Thomas n'est plus engagé dans la recherche de coexcitation qui traduisait une lutte contre le sentiment de solitude et d'isolement. On retrouve aux épreuves projectives un progrès très important dans l'intégration de l'identité et des identifications, témoin de la construction d'un appareil psychique contenant un squelette interne, ce qui signifie qu'il s'agit de prendre avec précaution les scores obtenus au WISC-IV.

À l'échelle de Compréhension verbale : 69
Similitudes (08), (11), (09), Vocabulaire (01), (09), (12), Compréhension (05), (02), (06)

Thomas restitue aux *Similitudes (08)* des réponses bien plus élaborées que celles qu'il ne donnait à l'âge de 7 ans. Ces réponses sont données pour la plupart avec solidité et rapidité, et le refuge dans la superficialité s'est estompé. Il demeure, pour lesquestions sollicitant davantage l'accès à l'abstraction, des difficultés à construire, structurer la formulation de la réponse. Le score obtenu, il faut le rappeler, le situe par rapport à sa classe d'âge et montre le chemin que Thomas doit parcourir pour accéder à ce qui est attendu à son âge, ce dont il n'est pas si éloigné. Thomas a une bonne compréhension des tâches à accomplir, des mises en lien à construire, pour réunir dans une même catégorie deux choses différentes. On retrouve aussi une plus grande solidité dans les réponses données par Thomas à *Vocabulaire (01)* même si les scores sont moindres, car ici c'est le manque de précision dans les définitions de mots qui fait beaucoup chuter les scores à cette épreuve. Au-delà de la précision, on retrouve une difficile intégration des frontières qui est illustrée par des réponses où la transgression des limites est de mise. La compréhension est toujours présente. Rappelons qu'à l'âge de 7 ans, Thomas n'avait pas pu répondre au-delà de l'item 7, car il était trop fatigué, mais aussi trop engagé dans l'excitation bien plus régulée actuellement. On retrouve la même confusion avec « Débrouillard » compris comme « Brouillard ». Ceci serait à investiguer lors du bilan orthophonique. On retrouve également les mêmes modalités de traitement des situations soumises à l'épreuve de *Compréhension (05)* : la précision des réponses n'est pas suffisamment développée et on observe la transgression des limites traduite sous forme de dénégation.

À l'échelle de Raisonnement perceptif : 99
Cubes (08), (06), (05), Identification de concepts (08), (19), Matrices (14), (08), Complètement d'images (14)

La grande avancée de Thomas se mesure avec l'intégration des liens logiques que l'épreuve des *Matrices (14)* investigue particulièrement par un dispositif visuel et perceptif permanent. Thomas craint de montrer ses capacités de jugement, de mises en lien. Il peut être pris dans une émotion profonde lorsqu'il s'agit de faire preuve de fluidité dans l'expérience des mises en processus. Il a pu profiter de l'étayage que je lui ai apporté pour poursuivre et réussir son travail de manière satisfaisante. Cette grande sensibilité émotionnelle, déjà repérée dès le bilan à l'âge de 4 ans, est beaucoup plus contrôlée actuellement. Thomas peut accéder plus facilement à une authentique position passive, ce qui lui permet de mieux apprendre. Néanmoins, il reste très sensible au jugement d'autrui, ce qui est susceptible d'altérer très rapidement les mouvements d'introjections et d'assimilations. À *Identification de concepts (08)*, Thomas montre une grande fatigabilité. Toutefois, s'il se lasse vite du jeu de la reconnaissance des liens entre les différents objets dans les différents espaces, cela n'engage pas sa compréhension des liens à faire. Aux *Cubes (08)*, c'est la relation au modèle qui est parfois compliquée : Thomas évite de regarder le modèle que je lui présente, il tourne en rond, patine, comme s'il mettait en suspens tout lien entre le modèle et sa propre construction. La superficialité rode, elle revient comme un fantôme du passé signant le désinvestissement radical de l'objet. Lorsque Thomas réinvestit le sens de la relation à l'objet comme modèle, il investit pleinement ses processus de pensée, l'union entre affects et représentations, et se lance très vite dans l'assemblage des différentes parties en un tout. Alors, l'ombre de la superficialité s'éloigne…

À l'échelle de Mémoire de travail
Mémoire des chiffres (01), (01),
Séquence Lettres-Chiffres (01)

Comme au bilan précédent à l'âge de 7 ans, Thomas ne peut accéder à *Mémoire des Chiffres (01)* à la mise en ordre inverse des chiffres. Thomas fait semblant de chercher et semble soulagé que j'évoque avec lui ce sentiment de patiner qu'il me transmet sans pouvoir comprendre et échanger autour de cela. Il s'agit d'un blocage ancien, masqué du fait d'une excitation qui tenait le devant de la scène. Cette difficulté devrait être mise également au travail dans un bilan orthophonique centré sur l'investigation de la rétention d'informations et la conservation abstraite des données, malgré les changements d'ordre ou de séquence. Thomas n'a pas pu accéder à l'épreuve *Séquence Lettres-Chiffres*. De ce fait nous ne pouvons calculer le QIT.

Échelle de Vitesse de Traitement : 69
Code (01), (01), Symboles (07), (03)

À l'épreuve du *Code (01)*, Thomas fait du « tourisme » comme si le chronomètre n'existait pas. De nouveau, on remarque des conduites d'évitement du sens que l'on peut considérer comme une variante de la superficialité. L'épreuve des *Symboles (07)* est plus ludique, Thomas se laissant prendre au jeu de découvrir l'absence ou la présence des signes dans les séries.

Figure de Rey-B (Dessin 7)
Copie : 7 ans : 4'37, 9 ans : 1'20

J'ai présenté à Thomas la figure B qu'il réussit mieux qu'il ne l'a jamais fait. On mesure le chemin parcouru par Thomas en comparant les deux figures aux différents âges. Thomas a acquis un contrôle du graphisme associé à une bien meilleure organisation perceptive. On peut remarquer que les formes restent un peu collées et que, pour certaines, leurs contours s'effacent au profit d'un contour commun, ce qui crée une sorte de symbiose entre deux formes. L'interpénétration des liens entre les formes reste à ajuster dans une bonne distance. On remarque également la vitesse de reproduction qui s'est beaucoup améliorée.

Mémoire : 7 ans : 2'11, 9 ans : 40" (Dessin 7)

L'épreuve de mémoire est réalisée extrêmement rapidement, en 40". Thomas reprend la même démarche de réalisation. On retrouve ainsi le collage entre le triangle et le rectangle, une frontière pour deux, sans tiers entre les deux. Alors que le carré est beaucoup mieux situé qu'à la copie, avec une bonne distance et une bonne interpénétration.

Épreuves projectives

Rorschach

Ce qui est frappant si on compare ce protocole avec le précédent à l'âge de 7 ans, c'est la modification de la prise de distance dans la projection des formes. La stabilité dans le lien perception/projection/représentation permet un jeu possible entre les formes corroborant ce que l'on a pu observer dans la qualité de mises en lien logique au WISC-IV. L'intégration de la distance avec l'objet illustre aussi ce que l'on a remarqué dans la construction d'une identité en voie de décollement d'un espace fusionnel avec l'autre. Thomas accède aux représentations de relations entre des personnages ou des animaux, tout en gardant un contrôle du mouvement projeté, reconstruit à partir d'expériences de satisfaction qu'il peut maintenant davantage conserver. On est aussi frappé par le décentrage du corps vers la pensée, car le protocole à 7 ans montrait une tendance importante à reconnaître des parties corporelles de soi, comme « Dessine-moi un squelette ». Ce « fond de soi » est bien plus établi comme une identité servant d'armature qu'il faut habiter et développer, mais où la sensibilité aux détails reste accrue, restreignant quelque peu, pour l'instant, le déploiement des liens.

CAT

Les mises en récit à l'âge de 7 ans montraient un écart entre soi et l'autre très réduit, ce qui pouvait conduire parfois à des télescopages entre les identités des personnages ou entre les objets et les personnages. À présent, Thomas témoigne de l'écart habité entre les personnages, les objets, comme d'un entre-deux en voie de stabilisation. Les mouvements identificatoires sont encore parfois pris dans la confusion des générations, surtout face au conflit que l'enfant aborde beaucoup plus. La recherche de limites est aussi posée avec la question de la distance par rapport aux images parentales, à l'éloignement de l'intimité du couple parental, qui est perçue mais pas encore suffisamment élaborée. Thomas met en récit les questions qui le taraudent par rapport à la recherche de la capacité à être seul en présence d'un autre.

TAT

Ce qui a aussi beaucoup changé pour Thomas, c'est son rapport à la fatigabilité. La non-conservation du tonus, criante aux bilans précédents, change de nature actuellement. Thomas résiste beaucoup mieux aux déperditions de tonus quand il est confronté à des conflits ou à des pertes d'objet suggérés par les images que je lui présente. On retrouve une consolidation de l'identité comme au Rorschach. Thomas est toujours gêné de montrer qu'il perçoit bien les sollicitations latentes des images. Il use de plus de mécanismes de défenses engagés dans une plus grande variété, qui attestent d'une plus grande fluidité de la pensée. Le souci pour l'autre, l'identification à celui qui a des problèmes, sont aussi nouveaux, confirmant un changement de cap pour Thomas. Ainsi, l'enfant structure de plus en plus sa géographie intérieure avec le travail induit par la reconnaissance des limites et l'intégration de nouvelles distances entre les personnes.

Épilogue d'une pièce de théâtre en trois actes

Au fil de ces trois temps, de la petite enfance à l'âge dit « de latence », Thomas montre de grandes avancées dans la construction de son identité et de ses identifications, traduisant également une plus grande intégration du principe de réalité concomitamment avec l'élaboration du Moi corporel et de l'appareil psychique. La variété et la complémentarité des épreuves cognitives avec les épreuves projectives rendent compte au cours de ces trois actes de l'intensité et de la complexité de la dysharmonie qui habite Thomas.

Si l'on reprend la clinique de la passation, l'on perçoit combien Thomas a évolué dans la qualité de la relation qu'il a installée avec le clinicien. La recherche de coexcitation s'est considérablement réduite du fait de l'intégration de capacités propres de régulations émotionnelles, mais aussi de l'intériorisation d'un entre-deux signant une organisation œdipienne potentielle, même si les mouvements psychotiques rodent toujours.

Les différents niveaux de dépression sont aussi en évolution car les mouvements de dépression primaire sont en régression : beaucoup moins de chutes de tonus et leur cortège de manifestations hypotoniques (bâillements incessants, fatigabilité intense). L'accès à une position dépressive prend pas à pas ses droits de cité intérieure.

La réduction des effets des mouvements dépressifs primaires se vérifie par l'amoindrissement de l'épuisement des capacités de pensée. Thomas conserve davantage l'investissement des liens entre processus primaires et secondaires, ce qui ouvre à la création de sources de satisfaction en constituant un véritable creuset identitaire et identificatoire.

Le traitement de l'excitation s'est beaucoup transformé car la direction de l'orchestre pulsionnel intérieur a trouvé ses axes organisateurs, même si la cacophonie est parfois de retour.

Ainsi, le destin des investissements et des désinvestissements est de moins en moins sous l'emprise des clivages, où les mécanismes pervers tenaient lieu de pseudo-conservateurs de la continuité d'exister, comme dans la recherche de coexcitation.

Le repérage des potentialités psychotiques est sans cesse à observer, la destructivité du sens s'est éloignée : l'angoisse rouge a fait place à l'angoisse blanche, comme le rappelle A. Green (1980). Ceci est en partie dû à la construction de limites internes et externes qui permettent à Thomas de conserver et surtout d'apprécier un sens intime et, d'une autre façon, de pouvoir le partager avec l'autre, le souci pour l'autre étant de plus en plus installé.

Thomas est en pleine élaboration de nouvelles géographies internes et aussi externes. Ces changements se déploient sur un mode dysharmonique mais vers une recherche de cohésion. Le dernier bilan en atteste, un désir d'affirmation du sentiment de soi est omniprésent. Thomas va être confronté davantage à l'épreuve des conflits de tous ordres du fait de son dégagement d'espaces fusionnels. Un travail de requalification de ses capacités l'attend pour cheminer vers l'adolescence et ses remous identitaires et identificatoires.

L'on pourrait émettre l'hypothèse, à l'abri de l'éclairage de ces différents temps du bilan dont on perçoit toute l'utilité pour penser les effets des traitements thérapeutiques, que Thomas a maintenant acquis les capacités de se dessiner un avenir peuplé de squelettes internes qui donnent formes au sexuel infantile et aux prochains actes en devenir dans ses pièces de théâtre intérieur.

Bibliographie

BICK, E. 1986. « Considérations ultérieures sur la fonction de la peau dans les relations d'objets précoces », dans M. Harris Williams (sous la direction de), trad. fr. J. et J. Pourrinet, *Les écrits de Marta Harris et d'Esther Bick*, Lamor-Plage, Du Hublot, 1998, p.142-152.

BION, W.R. 1962. « Une théorie de l'activité de pensée », dans *Réflexions faites*, Paris, Puf.

DONNET, J.-L. ; GREEN, A. 1973. *L'enfant de ça*, Paris, Éditions de Minuit.

GREEN, A. 1980. « La mère morte », dans *Narcissisme de vie, narcissisme de mort*, Paris, Éditions de Minuit, p. 222-254.

GREEN, A. 1985. « Réflexions libres sur la représentation de l'affect », dans *Propédeutique, la métapsychologie revisitée*, Seyssel, Champ Vallon, 1995.

HAAG, G. 1990. « Identifications intracorporelles et capacités de séparation », *Neuropsychiatrie de l'enfance*, 38 (4-5), p. 245-248.

HAAG, G. 2006. « Clinique psychanalytique de l'autisme et formation de la contenance », dans A. Green (sous la direction de), *Les voix nouvelles de la psychanalyse contemporaine. Le dedans et le dehors*, Paris, Puf, p. 600-629.

MELTZER, D. ; BREMNER, J. ; HOXTER, S. ; WEDDELL, D. ; WITTENBERG, I. 1975. *Explorations dans le monde de l'autisme* (1980), trad. fr. G. Haag, M. Haag, L. Iselin, A. Mauffras du Chatellier, G. Nagler, Paris, Payot-Rivages, 2003.

TUSTIN, F. 1972. *Autisme et psychose de l'enfant*, trad. fr. M. Davidovici, Paris, Le Seuil, 1977.

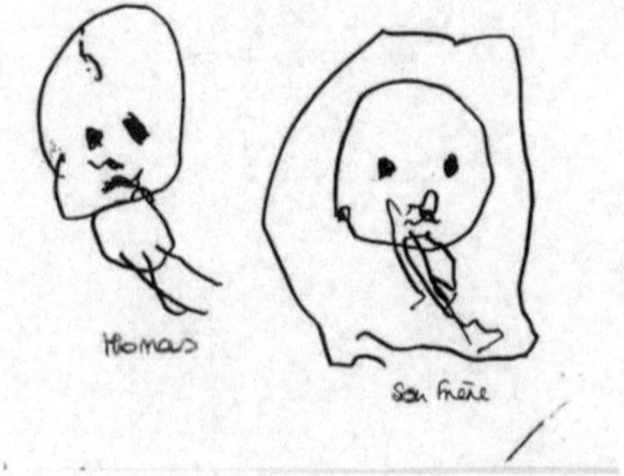

Dessin n° 1.
Dessin du bonhomme. Thomas et son frère.

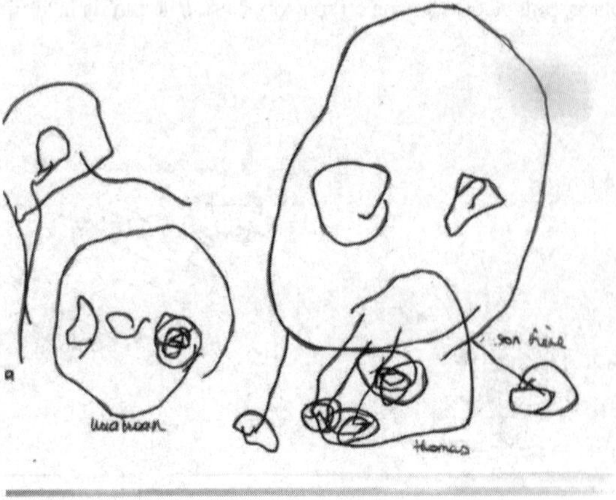

Dessin n° 2. Thomas 4 ans 7 mois. Dessin de famille.

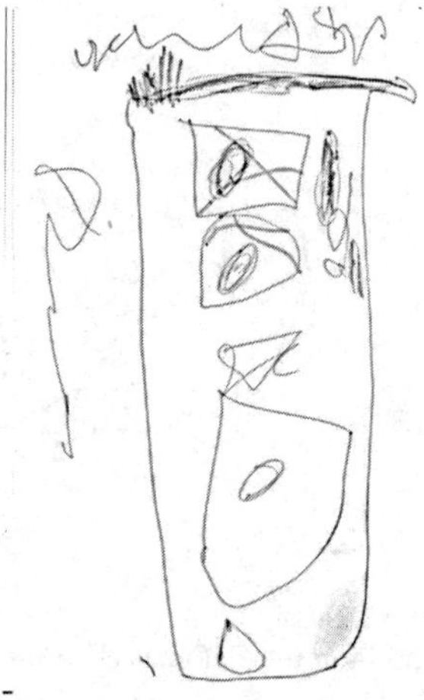

Dessin n° 3. Thomas 7 ans, dessin de famille.
Thomas dit : « Je fais Thomas », le bonhomme occupe toute la place, puis se transforme en maison, c'est le dessin de la famille.

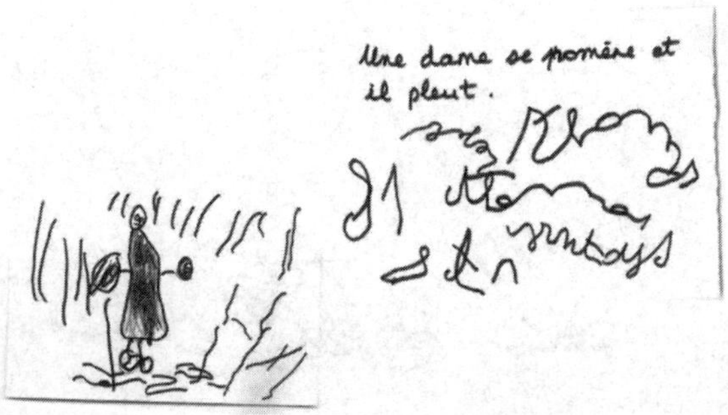

Dessin n° 4. La Dame de Fay.
Écrit et dessine : « Une dame se promène et il pleut. »

Dessin n° 5. Figure de Rey B,
Thomas 7 ans.

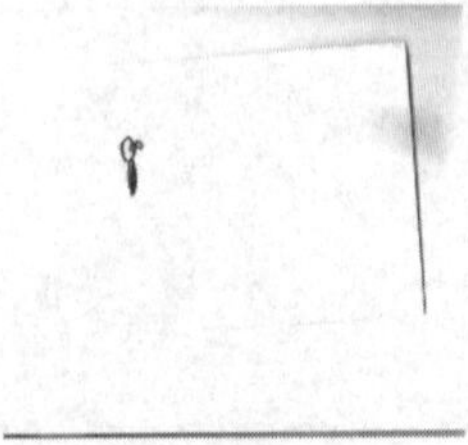

Copie 1

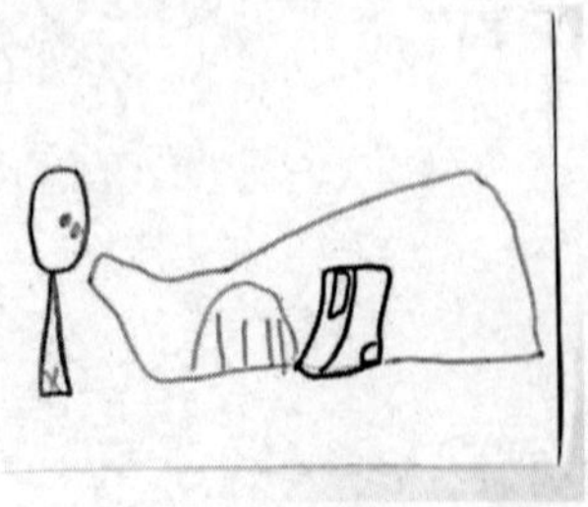

Copie 2 : 2'32
Cercle, triangle, rectangle, carré.

Dessin n° 6

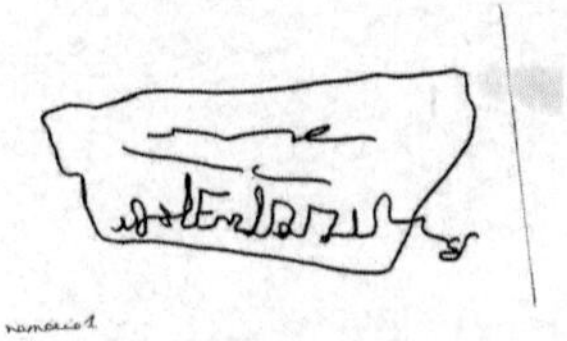

Mémoire 1

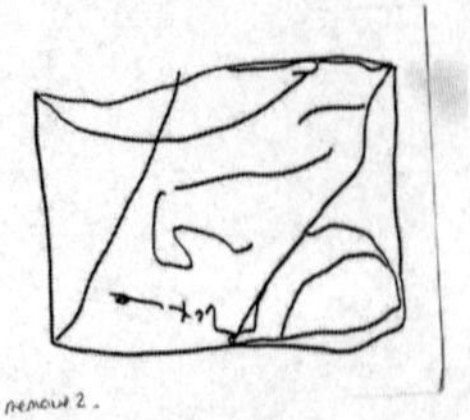

Mémoire 2

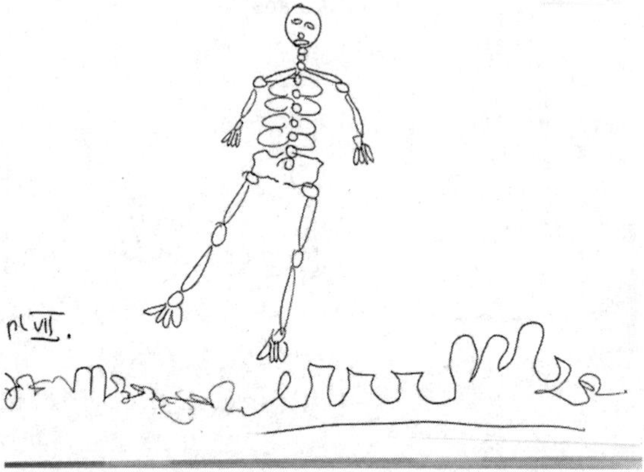

Dessin n° 7. Au Rorschach, Thomas 7 ans.
Après la planche VII
« Dessine-moi un squelette. »

Dessin n° 8. Thomas 9 ans 11 mois
Figure de Rey B.

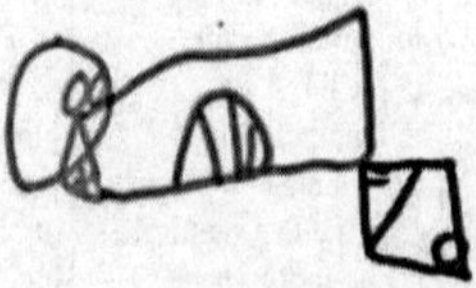

Copie : 1'20
Cercle, triangle, rectangle, carré.

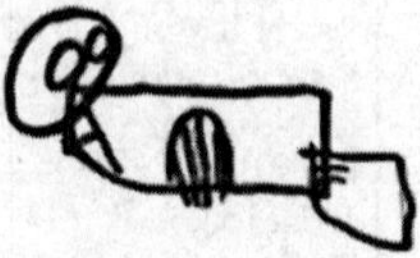

Mémoire : 40'
Cercle, triangle, rectangle, carré.

Rorschach Thomas

4 ans 7 mois	**7** ans	9 ans 11 mois
Planche I 1. C'est quoi ? C'est une peinture qui frotter. G F+ Frag On a vu le blanc, il n'est pas blanc partout. Après il y a la peinture rouge, là, la peinture rouge. 2. Là, la peinture qui était blanc, il y a des blancs dans le noir, après, on fait des trous. Dbl F+ Frag 3. Là, il y a les rails et là. Ddbl F- Frag	Planche I 1. Un papillon, un papillon noir G F Clob A Ban 2. Une peinture. G F+ Frag *Enq* : La tête de mort (?) de moi ; *Thomas mime celui qui va dormir, qui va tomber.*	Planche I Je vois euh… 1. Des oreilles D F- A 2. Je vois des yeux, un nez, là je vois une bouche, un menton, ça fait une forme d'un papillon. G F+ A Ban 3. Un visage. G F+ Hd/Ad *Enq* : Un visage de chauve-souris, une tête.
Planche II 4. C'est quoi ? c'est la peinture rouge. D F+ Frag 5. Regardez, il y a des murs, il y a du blanc. Regardez c'est un château. Dbl F+ Arch De la peinture blanche, il y a de la peinture rouge. C'est quoi ça ? rouge et noir et le blanc rouge. NC	Planche II *Pointe le D rouge inf* 3. Des yeux là. D FC- Hd 4. Une bouche. D F- Hd 5. Un nez. D F+ Hd 6. Un cerveau. G F+ Anat 7. Le ventre, le corps, c'est mon squelette. Dbl F- Anat *Enq : Voit les bonhommes, les éléphants.*	Planche II 4. Je vois deux chiens ils aboient. D kan A Ban 5. Là, je vois un papillon. D F+ A 6. Là, je vois des oiseaux. D F= A 7. Là, je vois des pattes de chien. Dd F + Ad *Rép Add :* *1. Les Bonhommes, ils se tapent la main.* D K H *Baille +++*

Planche III C'est quoi ça ? 6. ∨ C'est un monstre là. G F- (H) 7. ∨ Le château là. Dbl F- Arch. Du noir → Clob	Planche III 8. Un renard. D F- A 9. C'est mon squelette. G F+ Anat *Réponses Add :* *1 .Deux chiens. D F-A* 2. *Ils vont bien* *les bonhommes là.* *D F+ H* *3. Le cœur là. D CF Anat*	Planche III 8. Je vois des personnes. G F+ H Ban 9. Et je vois des yeux. D F+ Hd 10. Un papillon là. D F+A Ban 11. Des pieds là, des bonhommes ils dansent. G K H Ban *Enq :* Des filles qui dansent. Des yeux de monstre
Planche IV 8. C'est un monstre ! regarde ! G F+ (H) *Thomas se cache derrière* *la planche et imite* *le bruit de la dévoration* *« Je vais te manger ».*	Planche IV 10. Ça c'est mes mains. D F+ Hd *Montre ses mains* *au clinicien* 11. Là c'est mon ventre. D F- Anat *montre ses mains* 12. Ça c'est mon cerveau. D F- Anat	Planche IV 12. Là, je vois des pieds, des jambes, une tête. *Baille* +++, ne sait pas à quoi cela fait penser. Un monstre. G F+ (H) *Enq* : Des bras là, ne sait pas ce qu'il fait le monstre, il reste debout.
Planche V 9. C'est un monstre sur la tête. D F- (H) *Thomas va vers* *le miroir, il se regarde* *avec la planche devant* *lui, il se sourit, mime* *un monstre.*	Planche V 13. C'est mon cœur qui bouge. D F- Anat 14. Un papillon. G F+A Ban	Planche V 13. Là, je vois un papillon. Pourquoi on fait ça ? *Baille* +++ G F+A Ban
Planche VI 10. C'est quoi ? un monstre.	Planche VI 15. Ça c'est mon ventre. G F- Hd	Planche VI 14. Là, je vois des pieds, deux pieds, une tête, un nez. *Baille* +++ Une chèvre. G F-A 15. Une peau de chèvre. G F+ A Ban

Planche VII 11. Oh ! Oh ! un nez. Dd F- Hd 12. C'est un monstre. G F- (H), *Je vais te manger, mime vers le clinicien.*	Planche VII 16. Ça, c'est ma bouche. Dbl F- Hd *Dessine-moi un squelette* *Rép Add :* 4. Je vois des bonhommes. D F+ H *Baille +++*	Planche VII 16. Là, je vois des têtes de bonhommes, un garçon, une fille. *Baille ++++* D F+ H 17. Je vois une forme de papillon. D F+ A *Enq : Baille ++++, je suis fatiguée.*
Planche VIII 13. C'est un monstre. G F- (H) 14. Le feu. D F+ Elem Il va casser le château, il va mettre le feu. *Mime et reproduit le bruit du cassé, du feu qui crépite.*	Planche VIII 17. Ça c'est mon cœur. D FC Anat *Enq :* Mon ventre (D vert) *Rép Add :* 5. Je vois un tigre et là. D FC Hd	Planche VIII 18. Là je vois deux panthères. D F+ A 19. Et des mains, elles sortent, elles prennent les deux panthères, voilà. *Baille ++++* D F-Hd/Scène/A
Planche IX 15. Oh ! c'est un monstre, Ouah ! je vais t'attaquer. G F- A	Planche IX 18. Ça c'est mon ventre. D F- Hd *Enq : Baille +++*	Planche IX 20. Je vois un cœur, le tout un cœur là, *Me montre son corps,* un cœur qui bat. G F+ Anat → K *Enq : Baille ++++*
Planche X 16. Un monstre qui est beurk ! G F- (H) *Je vais te manger.* 17. Le château ici et ici. D F+ Arch	Planche X 19. Ça, c'est ma tête. D F- Hd *Rép Add :* 6.Des araignées. D F+ A Ban	Planche X *Regarde sa main* 21. Des araignées, deux araignées. D F+A Ban 22. Un crapaud, deux crapauds. D F- A

Psychogramme
Thomas 4 ans 7 mois

	Type d'appréhension	*Déterminants*	*Contenus*	
				F% = 100 %
R : 17	G 8	F 17, (7+,10-)	A 2	F+% = 41 %
TRI : 0K / 0∑C	D 4	K 0	(H) 6	F% élargi = %
F. compl. : 0k / 0∑E	Dbl 3		Hd 1	F+% élargi = %
RC % : 29 %	Ddbl 1		Frag 4	A% = 11 %
	Dd 1		Elem 1	(H%) = 35 %
	G % = 47 %		Arch 3	H% = 5 %
	D % = 23 %			
	Dbl% = 17 %			Ban 0

Choix :

Positifs :
VI : Elle me plaît (Maniaque, agité +++) C'est un monstre. Thomas me tourne le dos en disant il marchait, il mime le monstre qui marche, il a le nez, il va manger les petits enfants.
III : Elle est moche.

Négatifs :
I : Il va manger la dame, je vais te manger.
IV : Thomas mime la chute de la planche, suite à une attaque du monstre par Thomas qui dit « Je vais t'attaquer. Ouh ! Ouh ! »

Psychogramme
Thomas 7 ans

	Type d'appréhension	*Déterminants*	*Contenus*	
R : 19 Rép Add : 6 TRI : 0K / 1∑C F. compl. : 0k / 0∑E RC% : 15%	G 6 D 11 Dbl 2 G % = 31 % D % = 64 % Dbl % = 10 %	F 16 (6+, 10-) FC 2 F Clob 1 K 0	A 3 H 1 Hd 8 Anat : 7	F% = 84 % F+% = 31 % F% élargi = 100 % F+% élargi = 47 % A% = 15 % H% = 47 % Ban = 2 (+1 à l'enquête)

Choix :

Positifs :
V : Parce que un papillon, parce que il y a des ailes.
II : Parce que c'est mon ventre.

Négatifs :
VII : Parce que il y a des lapins
I : Parce que il y a des crânes, *chuchote* « Malfaisants ».
Moi : V : Parce que c'est un papillon avec des ailes, *Thomas imite le battement des ailes avec ses bras.*
Papa : II : Parce que son nez et sa bouche.
Maman : I : Parce que c'est un squelette.
Frère : V : Parce que c'est son ventre.

Psychogramme
Thomas 9 ans 11 mois

	Type d'appréhension	*Déterminants*	*Contenus*	
R : 22	G 9 D 12	F 10 (16 +, 4 -)	A 12 Ad 2	F% = 91 % F+% = 80 %
Rép add. : 1	Dd 1	FC 1 CF 1	H 3 (H) 1	F% élargi = 80 %
TRI : 1K / 1,5∑C F. compl. : 1k / 0∑E RC % : 22 %	G % = 41 % D % = 54 % Dd % = 5 %	FClob 1	Hd 3 Anat 1	F+% élargi = 100 %
		K 1 kan 1		A% = 63 % H% = 31 %
				Ban = 8

Refuse les choix positif et négatif :

Moi : I : parce que ça me fait penser à ma tête, à mes yeux.
IV : là c'est moi.
Papa : VI : lui, c'est une chèvre.
Maman : V ; comme un papillon.

Patte Noire
Thomas 4 ans 7 mois

Frontispice

Patte Noire : Un garçon, il a 4 ans.
PN papa.
Maman.
Des sœurs.

1. *Jeux sales :* Ils jouent à la balle, non, ils jouent au caca. Il est mouillé.

2. *Trou :* Il n'y a pas de maman, il est parti ? Il dort.

3. *Nuit :* Il dort ? Maman elle est là.

4. *Auge :* Le papa il dort ; il va dans l'eau.

5. *Baiser :* Thomas met ses doigts dans la bouche, se gratte les fesses. Lui, pointe PN, il regarde le bois.

Fée :
1. Un cadeau, un jouet.
2. Une voiture.
3. Un bateau, le camion, la voiture et tous les cadeaux.

CAT

Thomas : 1- 7 ans 2- 9 ans 11 mois

Planche 1

1. Des poussins, ils mangent du riz. (?) Il y a un coq, il prend la table. Ils ont tous mangé, il veut prendre ce qu'il y a sur la table.
2. Je vois des poulets, des poules et trois poules avec des bols, deux serviettes et l'autre, il a pas de serviette. (?) On a oublié de lui en donner, ils vont manger.

Planche 2

1. Un ours, un autre ours. Là le petit ours. (?) Ils tirent ça, pointe la corde, c'est le filet. (?) Non, c'est une corde. (?) Parce qu'ils tirent fort ces deux-là. (?) Lui un garçon, un garçon aussi, un garçon. (?) Des garçons.
2. Je vois un ours qui tire sur une corde et il tire ! (celui qui est tout seul) et il y a son fils, son père et son grand-père. Ils sont en train de jouer, ils ne travaillent pas. (?) Le père et le fils ils vont gagner.

Planche 3

1. Le lion est sur une chaise. (?) Il a ça, une pipe, une souris là et le tapis et une canne. (?) Elle est où Maman ? Ne sais pas ce qui va se passer. *Baille +++*
2. Un lion assis, il a une pipe, il y a une souris. Deux yeux, un nez. (?) Rien. (?) il l'a mangé, lui le lion.

Planche 4

1. Un kangourou et un vélo, un sac, un panier et un chapeau. (?) La dame, c'est une voleuse, elle a volé un sac, un chapeau. La dame et les *(charabia)*..., elles étaient parties.
2. Là, je vois la maman kangourou qui a deux enfants et un vélo, un sac, un chapeau. (?) Ils partent en pique-nique. Ils ont un panier plein de choses dedans, il y a son petit frère qui a un ballon.

Planche 5

1. Un lit et un gros lit, où sont les parents ? Ils ne sont plus là. Ils ont laissé tous seuls les trois ours. (?) Ils disent, ils sont tous seuls.
2. Un petit lit et un grand lit avec des rideaux, des fenêtres et il y a deux bébés nounours. (?) Ils dorment. (?) Parce que c'est le soir. (?) Oui, ils sont dans la chambre. On arrête ?

Planche 6

1. Là, il y a un ours, un gros ours et un autre ours. Et un autre ours. Il dort tous. Là, les enfants.
2. Deux nounours qui dorment. (?) Ils sont dans une grotte, non, là et là, ça fait trois.

Planche 7

1. Un tigre et un singe. Il le mange, le tigre il saute sur lui. Il a arrêté et hop dans le ventre…
2. Y a un tigre qui poursuit un singe qui veut le manger. Regarde. (?) Il va le manger le singe.

Planche 8

1. La famille des singes et… Hum ! un canapé, un garçon et un papa, une maman et un papa.
2. Je vois des singes et là deux singes encore, ça fait quatre.

Planche 9

1. Un lapin et une porte, il se réveille bien.
2. Là, je vois un lapin avec une fenêtre, une porte. Il ne dort pas parce que la fenêtre, non la porte, pardon, est ouverte.

Planche 10

1. Un chien, un autre chien et un toilette. (?) Il fait pipi le petit chien.
2. Deux chiens et des toilettes et une salle de bains. (?) Ne sais pas ce qu'ils font.

TAT

Thomas, 1- 7 ans 2- 9 ans 11 mois

Planche 1

1. Il y a un garçon, il lit (?) Des images… (?) Euh… Il n'aimait pas le film, il était fatigué et ce film, il était parce que…
2. C'est quoi ça ? Il travaille à lire, écrire. (?) C'est quoi ça ? Je ne sais pas.

Planche 2

1. Oh !… Là c'est quoi, ça ? On dirait des rails ici. Il y a une femme, une dame, pointe, regarde ailleurs. Là, un monsieur, pointe et un cheval pointe… (?) Oui, ils se connaissent, une femme, une dame, des rails, un cheval. Elle et lui (*Thomas reprend la planche 1*), c'est lui le petit garçon de elle (la jeune femme avec les livres).
2. Là, je vois une fille avec un livre, une autre femme et un monsieur qui promène son cheval pour le remettre dans le box… (?) Non, ils ne se connaissent pas. (?) Je crois que c'est Mme Suarez, je crois que c'est la dame c'est… c'était l'époque de 1979.

Planche 3 BM

1. Il… Il est mort parce que c'était la guerre. (?) La guerre de France. Il était mort. (?) Avec un pistolet.
2. Il pleure… (?) Parce que son cheval est mort, son père est mort. (?) Ne sais pas de quoi.

Planche 4

1. Et là, il y a des images et je vois… (*Thomas reprend la planche 3*) C'est la guerre, le couple.
2. C'est une bonne femme avec un garçon. C'est bon ?

Planche 5

1. La cuisine, il y a des livres, il y a une porte et une femme. Thomas reprend la planche 3, c'est pas la même image. (?) Attends, je vais voir avec les autres (*Pl. 3, Pl. 4*). Elle cherche les garçons. (*Thomas reprend les cinq planches, il est pris de trémulations des bras.*)
2. Euh… Je ne sais pas.

Planche 6 BM

1. Une femme et un monsieur (*Thomas veut reprendre les planches précédentes*). (?) Ils parlent des choses (*Thomas reprend les planches 4 et 3*). Et là, il y en a deux. (*Il rassemble les planches 6 BM, 4 et 3.*) Parce que c'est la guerre d'Australie.
2. C'est qui ça ? Un monsieur et une grand-mère. Ah ! Oui ! Elle lui parle, elle ne crie pas, elle, et il est pas fâché ? La grand-mère est pas fâchée. Je suis fatigué.

Planche 7 BM
1. Ils racontent des aventures les deux, pourquoi en noir et blanc, pas en couleur ? Ils sont en forme.
2. Pointe, un grand-père et un monsieur ? Un président, lui un associé du président et c'est bon. (?) Le président lui dit de payer les pourcentages et les prix.

Planche 8 BM
1. C'est la guerre. Il y a un homme, pointe l'homme à droite, il se coupe avec un couteau. (?) Non ce n'est pas le même homme.
2. Non présentée.

Planche 10
1. Ils réfléchissent lui et lui deux hommes. (?) Il ne sait pas à quoi ils réfléchissent. *Baille ++++*
2. Elle lui parle, *Baille ++++*, Je crois que c'est ma mère et ma grand-mère, ça me fait penser à elles. (?) un secret. (?) de voiture, de moto.

Planche 11
1. C'est des images.
2. Là, je ne vois pas ce que c'est. Refus.

Planche 12 BG
1. Il y a des arbres et un bateau. (?) Il n'y a plus de mare, parce qu'ils sont morts, parce qu'il y a de la neige.
2. Je vois une barque et de l'eau. (?) Elle est à côté de l'arbre et de l'herbe et des fleurs. *Baille +++, s'affale sur la table.*

Planche 13 BG
1. Il regarde une porte et deux planches. C'est un petit garçon. (?) Il regarde. (?). La ville.
2. Il est devant… sais pas. (?)… (?) Il est le pauvre, il a pas de pain.

Planche 13 MF
1. C'est la guerre entre le monsieur et la dame.

Planche 19
1. Il y a des maisons avec des bonhommes avec des gros yeux ; il y a une cheminée.
2. Je sais pas.

Planche 16
1. Il n'y a plus rien. Il y a un homme et c'est blanc. (c'est blanc comment ?) Il se voit, il est tout blanc, c'est du blanc froid parce qu'il n'y a pas d'image, j'ai que un cerveau.
2. Euh… *Fait celui qui cherche* (?) Rien.

Squelette interne, évolution et perspectives

Commentaires du cas Thomas

Marie-Laure Durand
Jean-Yves Chagnon

« Dessine-moi un mouton, dessine-moi un squelette [...]. C'est du blanc froid parce qu'il n'y a pas d'image, j'ai que un cerveau. » Ces propos de Thomas, avec leur dimension tragique, serviront d'introduction et de fil directeur à notre commentaire centré sur les rapports entre le corps et la pensée. N. Rausch de Traubenberg (1977), à propos des tests

Marie-Laure Durand, psychologue, psychanalyste, chargée d'enseignement à l'université Paris-Descartes, Institut de psychologie.

Jean-Yves Chagnon, psychologue, psychanalyste, professeur de psychopathologie clinique, université Paris 13, Sorbonne Paris Cité.

projectifs et en particulier de la représentation de soi au Rorschach, précise bien que cette épreuve projective met au travail l'image du corps *vécu* et pas seulement du corps, connu, au travers de l'interaction activité perceptive-activité fantasmatique. Nous soutenons que pour pouvoir se représenter une image du corps il faut un psychisme suffisamment constitué, basé lui-même sur un sentiment d'identité, un Moi corporel. Or Thomas se débat avec une activité psychique précaire – « j'ai que un cerveau » – qui lui rend cette tâche difficile. Mais dans la passation nous verrons qu'il est en quête d'images partageables, ayant une valeur ludique, en quête d'une lanterne magique à faire tourner au gré des planches.

Ce cas pose plusieurs questions fondamentales : la *question du diagnostic* est traitée par Xavier Giraut, nous n'y reviendrons pas, puis celle *des processus de symbolisation à travers les différentes étapes des bilans psychologiques.* Deux éclairages théoriques nous ont semblé particulièrement pertinents à cet égard, celui de René Diatkine – notamment à propos du langage – et celui de Geneviève Haag – à propos de la constitution du moi corporel, temps préalable à la symbolisation langagière, et en particulier ce qu'elle nomme le « squelette interne », reprenant une notion introduite par D. Meltzer.

René Diatkine repère, au-delà de la diversité des signes cliniques, un facteur commun dans les particularités du fonctionnement mental des enfants gravement perturbés : à savoir les graves dysharmonies de l'activité symbolique, laquelle ne parvient pas à transformer l'excitation qui va dès lors déboucher directement dans des décharges motrices, troubles du comportement, ou à l'inverse dans des inhibitions massives. Selon Diatkine, « le concept de psychose est utilisé quand les processus primaires sont les plus efficaces pour abaisser les tensions [...] et éviter au sujet de perdre la continuité de sa vie psychique » (1985, p. 1298). Diatkine revient sur l'importance fondamentale, pour les processus de symbolisation, de la douloureuse crise du second semestre de la vie du bébé et de la capacité chez l'enfant à supporter l'absence de la mère quand la continuité de l'existence de celle-ci est reconnue. On va ainsi voir se différencier deux modes de fonctionnement : soit la désorganisation et le recours à la satisfaction hallucinatoire immédiate, soit l'efficacité des jeux de transposition symbolique permettant d'évoquer un objet absent : intérêt de l'enfant pour la recherche du sens, pour les jouets, les images, les représentations mentales naissantes, c'est-à-dire les processus secondaires. Si l'enfant n'est pas en état d'élaborer l'absence, il « n'ébauche aucun travail psychique susceptible de contrebalancer la représentation douloureuse qui devient une non-représentation, perte de continuité de l'activité psychique » (*ibid.*, p.1301). Il faut rester avec ces enfants en symbiose, sans quoi un syndrome autistique secondaire peut apparaître ou un arrêt dans le développement.

Chez Thomas, le retard de langage et les colères sont autant d'indicateurs concordants des difficultés de symbolisation : selon Diatkine, en effet, si les enchaînements symboliques ne se mettent pas en place, le langage n'apparaît pas dans le cours de la deuxième année.

Pour que les représentations symboliques se mettent en place, il faut également que se constitue une conscience du corps séparé ; naissance du Moi, du Self, et du corps propre vont de pair. On sait que Thomas avait manifesté un retard psychomoteur important (marche à 22 mois sans qu'il y ait un problème neurologique), cela est en soi un indicateur majeur d'une difficulté de séparation d'avec le corps de la mère. On repèrera dans ses bilans psychologiques, et notamment dans ses projectifs, un fonctionnement marqué par les troubles identitaires, un rapport à la réalité perturbé, une prévalence des processus primaires sur les processus secondaires et les difficultés de symbolisation. Mais ceci évoluera, nous verrons de quelle façon.

À partir de l'observation des pathologies autistiques et psychotiques où s'expriment des angoisses majeures d'anéantissement corporel – chute, liquéfaction, démantèlement, etc. – et à partir aussi de l'observation des interactions précoces mère/bébé, *G. Haag* a permis d'approcher de plus près la formation du *Moi corporel*. Dans ce processus identitaire complexe, elle accorde une importance particulière à la constitution du « squelette interne » autour des 2e et 3e trimestres de la vie ; cela rejoint ce que dit Diatkine sur la crise du 2e semestre, et ce que dit Spitz sur l'angoisse devant l'étranger du 8e mois.

– On pourrait figurer les choses en disant qu'« au commencement, était le dos », c'est la première expérience de contenance, l'arrière-plan de sécurité sur lequel l'enfant s'appuie dans une relation adhésive normale (E. Bick), fusionnelle, peau à peau ; G. Haag souligne l'importance des rythmes dans ce vécu de contenance, rythmicité présente depuis la vie intra-utérine.

– Au 2e mois se forme une Gestalt de sensations formée autour de la zone érogène orale par un ensemble comprenant les kinesthésies de tétée, les sensations de contact du dos et de la bouche, les enveloppes sonores, olfactives, gustatives, et le regard : tout cela crée un climat de fusion, d'émotion esthétique, d'illusion de continuité : c'est la symbiose mère-enfant. On a affaire déjà à la constitution d'un « fond », mais bidimensionnel, à ce stade le Moi corporel est en deux dimensions, dos et devant sont confondus.

– À partir du 3e mois, il y a installation progressive d'une « profondeur » dans la communication mère-enfant où va s'organiser un vécu d'enveloppe circulaire, la surface de l'arrière-plan va se « sphériciser » : la mère renvoie à l'enfant ses projections, élans pulsionnels, dans un rythme de regard et de paroles non totalement en miroir, mais avec un petit écart, une petite différence : cela va constituer comme des boucles de retour de l'envoi avec une transformation fondatrice des relations d'asymétrie. C'est là que l'on passe de la bi à la tridimensionnalité : après le dos, la présence d'arrière-plan adhésive et bidimensionnelle, apparaissent la notion d'une présence latérale, et un début d'espace : les échanges du regard vont permettre de « sauter au-dessus d'un espace de séparation ». C'est précisément à ce point que Meltzer et Haag font intervenir la notion de *squelette interne* : ce « désajustement nécessaire » va avoir un rôle à la fois excitant et stimulant à l'égard de la perception/conscience, de par la nouveauté qu'il crée, et en même temps pas trop effractant du fait que le retour de l'envoi ne sera pas trop différent ; cette excitation va créer à la fois un « vertige et une ressaisie tonique rassemblante », exercer un rôle d'unification, de contention autour d'un noyau central dont vont pouvoir repartir de nouveaux envois-rayons dans l'espace vers l'autre, le tout s'accompagnant d'un affect de plaisir et dans un rythme créant une continuité. D'où le nom donné à ce processus: *la structure radiaire de contenance* (1993) autour d'un noyau central: ce noyau fonctionne comme point de jonction/armature, un peu comme la reliure des pages d'un livre. Ce sentiment de noyau et d'attache centrale au sein d'une expérience de contenance d'abord sphérique va ensuite constituer la base sur laquelle va s'organiser la formation du Moi corporel en tant que tel, avec la verticalisation du corps, les deux axes et leur croisement, l'articulation des membres et de la tête sur le tronc..., le tout en lien avec l'évolution de la musculature et de la maîtrise anale.

G. Haag insiste sur deux aspects fondamentaux de ces expériences corporelles : d'une part leur rythme, qui associe tonicité pulsionnelle et continuité temporelle, et d'autre part le regard et l'attention de la mère qui renvoie à l'enfant ses projections en retour mais avec un petit écart transformateur, à la fois même et différent.

Si le processus achoppe et ne s'organise pas vers une contenance du corps propre, on a la pathologie autistique ou psychotique avec tous ces vécus de chute, d'agrippement, de liquéfaction, d'engloutissement, de démantèlement..., vécus témoignant du défaut d'organisation d'une armature interne, du défaut de self contenance. « L'absence de rebond empêche en effet le retour de l'envoi pulsionnel vers la fondation du noyau narcissique [...] et [empêche] l'expérience d'une passivité probablement fondatrice d'une *base de réceptivité* quasiment impossible à mettre en jeu par les enfants autistes qui ont dû retenir l'élan pulsionnel et dériver une activité plutôt exacerbée dans l'entretien de l'auto-sensualité ou, si un objet réussit tout de même à se construire, dans la possessivité maîtrisante » (Haag, 2004, p. 35).

Revenons au développement normal : entre 4 et 8 mois, on va voir s'organiser la reprise dans les autoérotismes de ce qui se joue avec l'objet : les retrouvailles jubilatoires du regard avec la mère vont provoquer immédiatement des jonctions corporelles : le pouce dans la bouche fonctionne comme la retrouvaille du sein dans la bouche (premier « théâtre des fantasmes » situé dans la bouche, cavité primitive décrite par Spitz). On n'est plus dans l'identification adhésive mais dans l'identification projective, à travers de *subtils équilibrages d'enveloppements et de pénétration self/objet,* dans une zone de transitionnalité. C'est grâce à la qualité du regard-attention de la mère que vont pouvoir s'effectuer ces premiers points d'attache, ces premiers axes, constitutifs du squelette interne, autour de la sexualité orale (bien sûr en lien avec l'évolution musculaire). « C'est autour de l'envoi que les formes se fondent, si ça ne revient pas, les zones érogènes de contact tactile (bouche, mains) sont "parties", "arrachées" (ou négativées) dans l'image du corps. »

Ce début de « squelette interne » permet le dédoublement par rapport à la peau commune initiale, et la constitution d'une enveloppe de peau autour d'un axe vertébral, prémisses d'un objet-self ayant intériorisé les liens au visage/sein de l'objet, permettant d'acquérir un « fond de soi et de l'autre en même temps ». Cela rejoint les travaux de D. Anzieu sur le dédoublement des deux feuillets dans le Moi-peau et ceux de A. Green sur la double limite. Ces « points de renvoi » vécus dans un climat de sécurité suffisant vont permettre aussi la constitution du « fond psychique » des pensées, avec notamment « l'impression » des toutes premières formes géométriques : cette géométrie primitive correspondrait aux formes ayant une « stabilité structurelle », gardant un même contour, même si elles peuvent avoir des variantes ou évoluer. On voit ici les liens avec la perception des formes au Rorschach. La dépression primaire, outre son action sur la tonicité du corps comme on l'a vu, va empêcher aussi la poursuite de cette formation des formes et la difficulté du passage vers la tridimensionnalité.

Il est très intéressant de rappeler les liens que G. Haag établit entre la structuration de ce Moi corporel et l'évolution du dessin chez l'enfant dans un développement harmonieux. En voici les principales étapes (Haag, 1994*b*).

1. *D'abord les traces non figuratives, premier fond « symbiotique primitif »*

La première année, les formes primitives s'expriment d'abord par la gestuelle, avant d'être tracées : les enfants sautent, bondissent, tournoient, dansent, chutent... (cf. le travail sur le tonus des enfants petits face au Rorschach). Puis, la sphinctérisation anale étant amorcée, au moment où l'enveloppe-peau est dédoublée et introjectée pour être ensuite projetée sur le support des traces, la main relaye la bouche, et est utilisée comme instrument (cuiller, crayon). Les enfants gribouillent les murs, en appui sur le fond architectural.

2. *Les formes rythmiques*

De 18 mois à 3 ans il y a apparition des « formes préfiguratives rythmiques » avec :

– le balayage (qui est une traduction graphique de la « boucle de retour ») : simple ou serré, il devient le remplissage du coloriage ou étalé en dents de scie, il devient la forme stylisée du sapin ;

– le pointillage : plus ou moins contemporain du balayage, il est en lien avec les expériences de pénétration du regard et de pénétration psychique. Il peut exprimer divers mouvements pulsionnels et affectifs : agressivité, colère, excitation érotisée, échanges solides et sécurisants, tendresse... Le point figure à la fois un orifice de communication, et la rencontre d'un fond, sinon le point perce la feuille (psychose, envie destructrice, identification projective intrusive) ; il est un élément fondamental de la construction de la troisième dimension. Les points dessinés sont ensuite inclus dans une ligne de contour, préalable aux formes fermées, ou sont figurés à l'intérieur de ces formes: points « dedans », constituant les éléments des premiers visages, plus tard les premiers « boutons », ou points « dehors » : pluie, neige, étoiles... Le pointillage est à la charnière entre le balayage et les spirales, étape suivante qui est déjà en trois dimensions ;

– les spirales : surtout entre 2 ans et 2 ans et demi. Ce sont d'abord des spirales ouvertes, avec un déroulement dans le sens inverse des aiguilles d'une montre, comme d'ailleurs la danse rythmique spontanée des tout-petits ; plus tard, la spirale va changer de sens, exemple les coquilles d'escargot.

En même temps que la spirale on observe le début du rond, les traces rythmiques s'arrondissent, et on a l'apparition des plis, des pliures, témoins de la construction de la profondeur.

3. *Formes fermées rondes, et radiaires*

Elles apparaissent vers 3-4 ans. Elles évoluent jusqu'à la verticalisation, le croisement des axes et l'arrivée de la forme humaine. On a la fermeture des premiers « cercles », puis l'apparition des formes radiaires, en étoiles : soleils, bonhommes-têtards avec rayons-cheveux-membres bien attachés à l'enveloppe ronde (cf. les structures radiaires de contenance). Ces premiers soleils sont fondamentalement bisexués au sens de la bisexualité primitive : enveloppe maternelle et rayons de pénétrance et d'attache plus paternels.

4. *La structure radiaire entre les deux fonds*
Le deuxième fond

À l'étape suivante, le soleil migre vers le haut de la feuille, et l'on a un deuxième fond sur la feuille entre deux lignes bien marquées : la ligne du ciel et celle de la terre, où vont se détacher les figures variées : personnages, maisons dont les fenêtres ont des croix... Les formes radiaires passent dans les mains des personnages avec leurs doigts, et dans les fleurs avec leurs pétales.

À la lumière de ces éclairages théoriques, reprenons maintenant le bilan de Thomas en insistant particulièrement sur les épreuves de dessin et sur le Rorschach, épreuves démonstratives à la fois de la fragilité des bases identitaires de cet enfant, et de sa recherche active de construction et de liens.

Temps 1 (4 ans 7 mois) : l'émergence du contenant, premières ébauches de construction

La fragilité des bases identitaires

Les dessins sont mal structurés, formes fœtales qui semblent flotter, penchées, sans solidité axiale, à peine sortis du bonhomme-têtard, avec seulement une ébauche de tronc au dessin du bonhomme, et des ébauches de membres, sortes de dendrites ou de pseudopodes, de traits émis vers l'extérieur mais qui tombent au lieu d'être toniques et rayonnants, ébauches de liens de préhension encore mal dégagés de la zone orale. Au dessin de famille, Thomas dessine deux « couples », celui de papa et maman, et celui de Thomas et son frère, où les corps sont curieusement disposés sur la feuille, mal différenciés l'un au-dessus de l'autre, comme si l'un émergeait de l'autre, comme une sorte de scène primitive orale. Les corps des deux frères ont des parties communes, il y a comme une grande bouche qui descend de la tête du frère, semblant figurer la tête du bonhomme-Thomas avec à l'intérieur un tourbillon et deux petits traits-membres qui se terminent par des tourbillons et se trouvent inclus dans ce rond. Curieusement, le dessin du bonhomme semble un peu plus évolué que les dessins de la famille, les visages apparaissent de façon plus nette, la représentation du frère est figurée à l'intérieur d'un cercle, évoquant une limite, une enveloppe contenante, mais ce rond est mal fermé. La consigne identitaire de dessiner un bonhomme, l'appui sur le regard d'Hélène Suarez-Labat, soutiennent sans doute l'individuation, même précaire.

Au Rorschach, le protocole est marqué par l'absence de bonnes formes et de « banalités », et la persévération d'une réponse « Monstre » à toutes les planches à partir de la III, ce qui manifeste classiquement une adaptation à la réalité extérieure insuffisante. Ce, sous le poids de la projection à l'extérieur de la menace dévoratrice doublée d'une identification à l'agresseur (il est le monstre qui agresse la thérapeute), ce qui lui permet de garder une consistance et une continuité face à elle.

Mais au-delà des aspects pathologiques, nous mettrons l'accent sur la recherche de construction. D'emblée, la problématique de constitution de l'identité et de différenciation d'avec l'objet est patente : Thomas est sensible au fond blanc de la planche vécu comme « une enveloppe maternelle primitive insuffisamment contenante » (Suarez-Labat, 2003) ; on retrouve aussi ce que dit G. Haag à propos de l'affrontement de l'espace vide entre les corps au moment de la constitution du fond interne séparé qui succède au fond symbiotique commun. Malgré tout, la première réponse est une approche globale du percept, Thomas dit : « C'est une peinture », et il essaie tant bien que mal d'organiser ce percept puisque l'on arrive progressivement après le fond, la peinture, les trous dans la peinture, à une première forme perçue qui émerge à partir de l'axe médian : « Là, il y a les rails », forme évocatrice de liaison.

Dans ses études sur l'accès à l'identité au Rorschach, N. Rausch donne une très grande importance aux réponses s'appuyant sur l'axe médian des planches, qu'elle repère comme une tentative de structuration de l'identité : l'axe médian est comme une « projection d'une position verticale stable du corps dans l'espace symbolisant la position humaine, l'axe de la colonne vertébrale [...] ligne de force de la position corporelle, élément qui centre et qui différencie » (Boizou, Chabert, Rausch de Traubenberg, 1978, p. 272). G. Haag et D. Houzel reprennent cette symbolique phallique de l'axe à propos des éléments primaires de la bisexualité psychique.

Dans son langage, Thomas évolue aussi vers une plus grande structuration avec une vectorisation temporelle, l'imparfait et le futur apparaissent, indices d'un espace tridimensionnel : « La peinture qui était blanc... après on fait des trous. » Aux planches suivantes, un contenant va émerger à partir du fond-peinture, toujours à partir de l'axe médian, en lien avec le regard d'Hélène Suarez-

Labat, que Thomas sollicite (planche II : « Regardez, il y a des murs. Regardez, c'est un château »). Après l'apparition de la figure humaine « monstre » dans le contenant château, bien en écho à la sollicitation latente de la planche III, on voit ensuite combien cette première articulation fantasmatique contenu-contenant, sujet-objet, le renvoie à des angoisses primitives de dévoration (« le monstre va te manger »), dans une dialectique d'inclusion et de non-différenciation qui rejoint la facture de ses dessins. Il est intéressant de constater comment il va chercher à maîtriser ces angoisses en cherchant à retrouver une position active, toujours en lien avec le regard d'Hélène (planche IV : « Regardez, je vais te manger ! »), puis en cherchant un appui sur sa propre image dans le miroir, précisément à la planche V, de l'identité. Face aux planches pastel, on retrouve ce que dit M. Boekholt à propos de l'impact du sensoriel chez les enfants, où la couleur peut être un excitant synonyme de destructivité ; Thomas essaie de lier à minima la surcharge d'excitation avec un scénario maniaque : « Il va mettre le feu », « Il va casser le château. »

Si ce protocole de Rorschach apparaît d'emblée pathologique, du fait de la problématique identitaire massive, associée à des angoisses de registre franchement psychotique, il faut toutefois faire ressortir les tentatives de recherche de structuration, qui s'apparentent à ce qui est fréquemment observé dans cette tranche d'âge, comme le fait remarquer N. Rausch. En effet, chez les tout-petits, les processus perceptifs sont encore très pris dans le registre corporel sensori-moteur comme le montre son jeu ludique de mime du monstre. Plusieurs éléments nous indiquent sa lutte pour organiser et conserver un vécu identitaire contre les angoisses archaïques, notamment les nombreuses insistances de cette réponse « Monstre ». M. Boekholt, dans son travail sur les « Fondements pulsionnels de l'expérience visuelle » à partir du Rorschach, remarque que chez les tout-petits, les réactions ne sont pas très différenciées en fonction des planches et ce en raison de la nécessité de maintenir une « constante identitaire face à une situation inconnue » (1996, p. 547). Cela fonctionnerait comme une répétition ludique, visant la consolidation de l'objet interne et de sa permanence face à la discontinuité du matériel.

Le Patte Noire est de facture assez inhibée ; l'appui sur un matériel figuratif limite les confusions identitaires et le rapport à la réalité est assez bien conservé. L'organisation syntaxique du langage (sujet-verbe-complément) semble tenir (« Ils jouent à la balle ») et, même si la négation rate son objet (nier les désirs sadiques-anaux : « Non, ils jouent au caca »), elle n'en est pas moins présente, ce qui peut augurer de possibilités intellectuelles. Toutefois, l'excitation pulsionnelle peine à être contenue totalement dans les opérations secondaires du récit, comme à la planche « Baiser » où il scotomise le couple parental et la scène primitive et a des conduites régressives orales et anales (doigt dans la bouche, se gratte les fesses). Du point de vue thématique il montre ses préoccupations relatives à l'absence de l'objet maternel mais, à ce niveau, sans désorganisation majeure ni de la différence dedans/dehors ni de la différence Cs/Ics, Moi/Ça.

En conclusion de ce T1, dessins et projectifs rendent compte d'une structuration psychique qui, sans être totalement aberrante, est assez difficile : la pensée secondaire et les liens ne sont pas très investis, la différenciation interne/externe est précaire, il y a inhibition fantasmatique et présence de défenses maniaques.

Temps 2 (7 ans) : de l'incapacité à être entier à la lutte pour la restauration (ou de la tête de mort au squelette, enquête sur une identité)

Les dessins de famille traduisent une indifférenciation lui-son frère ; ils forment comme des morceaux accolés en mosaïque, des compartiments entassés à l'intérieur d'un contenant sans armature, façon sac de pommes de terre avec des parties entassées manquant d'une armature croisée verticale et horizontale (la croix), porteuse d'identifications précoces à la fois du côté maternel horizontal et paternel vertical.

Au test de la Figure de Rey, Thomas apparaît en difficulté pour copier des formes géométriques simples qu'il ramène au schéma familier du corps humain ou de la maison. La distanciation n'est pas possible. On passe d'une symbolisation primaire proche du corps à la Copie, à une imitation de l'écriture adulte à la Mémoire, sans introjection des formes abstraites à copier et à mémoriser. Il faut d'abord le passage syncrétique par les formes familières comme chez les tout-petits.

Dans le protocole de Rorschach, on est frappé par l'importance de la problématique identitaire : Thomas apparaît confondu avec les planches, laissant voir des parties sans attache, morcelées, sans enveloppe. De fait, la perception et le travail de la pensée sont subvertis par le besoin récurrent de « dire » ce corps morcelé dans une expression morbide et une tentative concomitante de l'extérioriser. Mais les défenses par la projection ont cédé et il semble à nu face aux angoisses primaires (« la tête de mort » et les chutes de tonus) qu'Hélène Suarez-Labat l'aide à psychiser en lui demandant « De qui ? »

À partir de la planche II, Thomas continue son expérience avec le miroir avec l'insistance sur les parties du corps qui se réfèrent progressivement à lui-même : d'abord *des* yeux, *un* nez, *une* bouche, *un* cerveau/visage puis *le* ventre, *le* corps, enfin, « c'est *mon* squelette », dans une *identification projective* où il s'annexe l'objet de façon omnipotente, mais d'où la référence à la réalité cherche à émerger. Planche IV, les parties du corps sont un peu mieux référencées, bien localisées sur la planche, et également référencées sur son propre corps en appui avec le regard de la clinicienne à qui il les montre. Planches VI et VII, les représentations corporelles orales « mon ventre » et « ma bouche », en lien avec le contenu latent de ces planches, précèdent une interruption dans la passation où Thomas demande à H. Suarez-Labat : « Dessine-moi un squelette. »

Il nous semble que cette demande condense plusieurs éléments :
– la *référence à une armature intérieure, une ossature, une charpente*, à entendre comme un appel à des éléments paternels après l'image de l'oralité du côté du maternel. On peut évoquer ici les travaux de D. Houzel sur la bisexualité dans la construction identitaire précoce ;
– la *demande d'un dessin, appui sur un objet de connaissance extérieur à lui-même*, qui lui permet d'exporter, de figurer à l'extérieur de lui-même l'angoisse de mort ;
– l'exigence aussi qu'Hélène Suarez-Labat dessine pour lui une planche, *forme d'emprise relationnelle mais non destructrice* : nous nous sommes demandé s'il n'avait pas imaginé qu'elle était l'auteur des planches et lui demandait de lui faire celle d'un squelette.

Chez Thomas, comme dans la plupart des psychoses infantiles, le Rorschach exacerbe la problématique de « l'incapacité à être entier », selon l'expression de N. Rausch de Traubenberg. Cette problématique transparaît à travers la crainte d'annihilation du fait du sadisme oral, la thématique de morcellement des objets ou du corps, les préoccupations au sujet de l'intégrité corporelle. Mais il faut également souligner la tentative de lutte pour la restauration identitaire. Toutes les réponses corporelles plus ou moins référencées à lui-même aboutissent à cette demande adressée à l'examinatrice à la planche VII, « Dessine-moi un squelette », tentative de se penser de manière globale avec un axe-colonne vertébrale solide. D'ailleurs, Thomas fait ensuite un pas de plus vers la symbolisation en essayant d'écrire en dessous la légende de ce squelette, avec une écriture au tracé ondulant, dont les boucles font penser au rythme des premières formes préfiguratives tracées par les enfants, balayage, spirales. Il écrit : « le squelette de Thomas », mais il écrit aussitôt après « le squelette de maman, le squelette de mon frère ». Il manque quand même le squelette de papa !

Après ce moment, les planches couleur, plus excitantes et mettant à l'épreuve les limites, le fragilisent comme au T1, et il persévère dans ses contenus corporels, mais termine tout de même sur un détail axial à la planche X en donnant la réponse : « ma tête », partie supérieure du corps synthétisant intérieur et extérieur du squelette, cerveau et visage, siège de la pensée et des émotions.

Les protocoles aux épreuves thématiques s'avèrent très inhibés : au CAT il fait une courte description de la planche, parfois accompagnée d'un verbe et s'arrête (s'éteint ?). Jusqu'à la planche 5 il faut beaucoup le relancer. Le TAT est à peu près de la même facture : on n'observe pas la liberté et la spontanéité de pensée et de jeu rencontrées habituellement à cet âge.

Qu'est-ce qui motive cette inhibition stérilisant les processus de pensée ? Au CAT, si les troubles identitaires sont à peu près contenus (quelques flottements singulier/pluriel : il/ils ; quelques indifférenciations générationnelles) par la dénomination différenciatrice successive (planche 2 : un ours, un autre ours. Là le petit ours), ce sont probablement les fantasmes destructeurs qui génèrent ce cadenassage. Ils apparaissent davantage au TAT, mais sous des formes dramatiques sans recours (planche 3 BM : il est mort parce que c'est la guerre) et envahissantes (planches 4, 6 BM) : il ne différencie plus les planches, veut faire une histoire globale. La fin du TAT (planches 12 et 16) est pathétique : l'absence ne peut donner lieu à un traitement secondarisé qui reposerait sur un jeu de représentations d'objets internes articulés par des représentations d'actions où se déclineraient les scénarios libidinaux œdipiens attendus à cet âge. L'absence est un vide glacial (effet et cause de la destruction) comme à la planche 12 : « Il n'y a plus de mare, parce qu'ils sont morts, parce qu'il y a de la neige. » Planche 16, tout le drame de l'impossibilité de symboliser l'absence est dit, avec une intuition des troubles affectifs/cognitifs saisissante : « Il n'y a plus rien. Il y a un homme et c'est blanc (?) Il se voit, il est tout blanc, c'est du blanc froid parce qu'il n'y a pas d'image, j'ai que un cerveau. » L'absence d'image perçue dévoile la misère interne : elle est du blanc froid, la représentation de l'absence est une absence de représentation qui gèle le psychisme.

En conclusion du T2, Thomas apparaît globalement plus « malade » à 7 ans qu'au T1. Qu'est-ce qui justifie cela ? Nous nous sommes demandé si la prise en charge thérapeutique individuelle et globale ne l'avait pas en quelque sorte « dénudé », privé de ses recours maniaques et projectifs utilisés au T1, et de fait confronté à la dépression primaire (vide, chutes de tonus) et au trouble identitaire (carence de peau, d'enveloppe ; indifférenciation entre lui et l'autre). Mais la sensibilité à l'étayage et le travail sur les appuis corporo-psychiques internes révéleront leur efficacité au T3.

Temps 3 (9 ans 11 mois) : vers une latence ?

À presque 10 ans, l'évolution de la Figure de Rey et du Rorschach permet de mesurer *le chemin parcouru dans l'intégration des limites, des repères identitaires et de l'adaptation à la réalité externe.*

À la Figure de Rey, Thomas a introjecté les formes géométriques, cette fois sans distorsion.

Au Rorschach, le psychogramme montre un palmarès de huit « Banalités » ! Elles sont toutes là dès la passation, alors qu'à 7 ans elles apparaissaient seulement à l'enquête. Huit « Banalités », c'est plus que la moyenne qui se situe autour de 4 ou 5 ; chez Thomas, outre ce formidable travail de construction, on perçoit aussi une dimension défensive par un accrochage à la réalité externe pour se protéger des émotions, avec un contrôle formel important. Citons Monika Boekholt : « La forme en tant qu'investissement majeur des limites pulsionnelles devient un représentant essentiel du surmoi » (1996, p. 567). À noter la bonne qualité perceptive de ce contrôle formel et, point très important, malgré son caractère défensif, la possibilité pour Thomas d'accéder à des kinesthésies qui pour certaines sont elles aussi en bonne forme, témoin du fait que le jaillissement pulsionnel peut désormais se lier à la prise en compte de la réalité.

En outre, plusieurs éléments vont dans le sens de ce qu'on peut peut-être qualifier d'*amorce d'un travail de latence avec présence d'une fantasmatisation et ébauches de refoulement* :
– *la valeur d'isolation perceptive* qu'acquièrent les découpes en détail (notamment à la planche IV où il ne donne la réponse « monstre » qu'en fin de planche, après des découpes en détail), à la différence du caractère fragmenté des D dans le protocole précédent ;
– *l'apparition des kinesthésies venant notamment dynamiser les percepts banaux et signer l'articulation monde externe/monde interne* aux planches II et III : « deux chiens, ils aboient » et « les bonhommes, ils dansent » ;
– la *reconnaissance de la bilatéralité* aux planches II, III, VII, et *l'apparition des contenus sexués* planche III à l'enquête « des filles qui dansent », planche VII « des têtes de bonhommes, un garçon, une fille »,

témoignant d'un meilleur accès aux relations objectales et d'une orientation nouvelle vers un établissement de la bisexualité ;
– *l'apparition de contenus plus diversifiés* (chiens, oiseaux, chèvres, panthères, crapauds), en plus des banalités animales (chauve-souris, papillon, araignée) ; grâce à une meilleure cohérence identitaire Thomas peut lâcher le recours aux persévérations précédentes. Or, M. Boekholt confirme le fait que les persévérations et confabulations deviennent accidentelles à 8-10 ans ;
– *le rôle de l'enquête étoffant certaines réponses et témoignant d'une nouvelle profondeur du monde intrapsychique*, processus de névrotisation vers de nouvelles conflictualités.

Les thématiques, sans atteindre des sommets d'élaboration secondaire, rendent compte de transformations saisissantes : il peut camper des personnages différenciés et parfois les faire interagir sans que la relation soit destructrice et sans que les identités se perdent dans l'opération « tournez-manège » propre à la structure ternaire du fantasme (un sujet – une représentation d'action active ou passive – un objet), évoquée par Michèle et Roger Perron (1994). Chacun des personnages peut être nanti à sa manière sans que la perte l'envahisse. Il fait référence à une réflexion personnelle (« je crois que… ») ; le langage est de meilleure qualité : on voit apparaître des mécanismes rigides, des déplacements temporo-spatiaux, des formations réactionnelles (pardon), des dénégations (TAT planche 6 BM :

« La grand-mère est pas fâchée »), qui viennent sous-tendre le refoulement. Les identifications secondaires commencent à se mettre en place parce que le rapprochement n'est plus seulement mû par l'oralité incorporatrice destructrice, que la libido a davantage de consistance.

Le souci pour l'objet apparaît : à la planche 3 BM du TAT, le personnage pleure *parce que* ses objets (cheval, père) sont morts, mais ce n'est plus lui qui est mort comme au T1. Cependant, Thomas reste sensible à l'absence, comme à la planche 12 du TAT où il baille et s'affale sur la table : la chute de tonus s'exprime corporellement mais ce n'est plus le vide, le froid et la destruction comme avant. Il reste encore très dépendant du cadre externe pour penser, problématique de dépendance qui restera le point de fragilité avant l'adolescence.

Les conclusions de ce T3 s'imposent d'elles-mêmes : Thomas semble avoir évolué vers une meilleure intégration identitaire, et de fait, le traitement pulsionnel par le biais de la symbolisation, du jeu des fantasmes est meilleur, ce qui renforce en retour les limites : la contenance interne, le pare-excitation, c'est l'intériorisation du Moi-peau, mais c'est également la liaison entre représentations et entre représentations et affects. Des ouvertures névrotiques se dessinent tant dans les thèmes que dans la structuration défensive.

Regards croisés avec une recherche

Croisons maintenant notre analyse des bilans de Thomas avec une grille de critères prédictifs de changement au Rorschach, chez des enfants gravement perturbés, recherche publiée en 2000 par des collègues de la Salpêtrière sur la base de tests-retests : 7 critères concernent les procédés défensifs, et 5 concernent les problématiques (Des Ligneris et coll., 2000). La relecture des protocoles de Thomas au regard de ces critères fait apparaître des éléments intéressants.

Dès le T1, à 4 ans, deux critères prédictifs de changement sont présents au niveau des procédés défensifs : 1) *le langage* qui conserve sa valeur de communication avec l'examinateur, et 2) la *possibilité d'utiliser l'étayage* ; à noter que ces deux critères renvoient tous les deux à la relation à l'objet. Deux autres critères du registre défensif sont partiellement présents : *la prise en compte de la réalité extérieure* et *l'amélioration spontanée de la qualité des réponses* à l'intérieur d'une même planche.

À 7 ans, le critère de la *prise en compte de la réalité extérieure* évolue dans la mesure où apparaissent quelques bonnes formes et deux « Banalités » à la passation (planches I et V), mais souvent on voit que c'est à l'enquête qu'il fonctionne le mieux, ce qui confirme son utilisation de l'étayage.

À noter qu'aux T1 et 2, on ne trouve pas encore la présence de critères concernant les problématiques.

À 9 ans, remarquable évolution : 6 sur les 7 critères des procédés défensifs sont présents. Ce qui a surtout évolué, c'est la *prise en compte de la réalité externe*, les *représentations unitaires en bonne forme*, associées à des contenus entiers, la *stabilité des représentations* que Thomas retrouve à l'enquête et peut dynamiser, *l'amélioration de la qualité des réponses* notamment aux planches compactes (planches I et IV) et une *diversité des contenus* animaux. Il utilise moins l'étayage, distanciation prudente et prise d'autonomie par rapport à l'examinatrice, mais peut-être aussi périmètre de sécurité par rapport à sa destructivité.

Ces critères concernent clairement *la solidité des limites et des repères identitaires de base et traduisent l'accès possible à une identité stable.* Cette consolidation étant plus assurée, l'ébauche *d'évocations fantasmatiques* à travers des liaisons pulsions-représentations peut alors s'enchaîner. Au T3, on voit en effet apparaître deux critères des problématiques jusque-là absents, à savoir la présence d'une *représentation humaine sexuée* (planches III et VII) et des *ébauches de relations, de mises en scène* (planche II : « deux chiens, ils aboient », à l'enquête « les bonhommes ils se tapent la main » ; planche III : « les bonhommes ils dansent » ; planche VII : « un garçon, une fille » ; planche VIII : « des mains elles sortent, elles prennent les deux panthères »).

Cette grille prédictive, mise à l'épreuve sur les bilans de Thomas, s'avère donc opérationnelle et confirme les observations cliniques faites par Hélène Suarez-Labat et par nous-mêmes.

Conclusion

Le cas de Tomas illustre bien le drame des psychoses infantiles et la menace de désertification psychique susceptible d'aboutir à la déficience intellectuelle qui les caractérise. Nous avons choisi de nous appuyer sur des auteurs (Diatkine, 1985 ; Misès, 2000 ; Perron, 1994) qui « expliquent » que les psychoses et les dysharmonies évolutives se caractérisent par un « noyau chaud » constitué par l'utilisation prévalente des processus primaires (investissements non liés) sur les processus secondaires (investissements liés), face à l'impossibilité ou la difficulté à traiter autrement les remaniements psychiques du second semestre. Quand l'existence de la mère est reconnue comme continue, son absence devient douloureuse et elle est l'objet d'une ambivalence pulsionnelle qui contient ses propres contradictions : aimer et haïr le même objet menace la continuité objectale et la continuité psychique, et génère les affres de la position dépressive d'où des évolutions variées : élaboration progressive de la position dépressive *via* la symbolisation, triangulation de l'ambivalence et névrotisation, utilisation (progrédiente/régrédiente) des défenses maniaques, repli vers la position schizo-paranoïde et psychotisation.

Mais les moyens, ou les bases sur lesquelles va s'appuyer l'élaboration, reposent sur ce qui s'est « joué » antérieurement dans les liens précoces et a permis un début de différenciation progressive entre sujet et objet (Haag). À l'intérieur du self les fantasmes, la symbolisation primaire et secondaire, le langage, prennent leur valeur régulatrice, ce qui va de pair avec le développement cognitif, ces deux aspects étant indissociables. Pour penser et travailler intellectuellement il faut des différences opérantes mais souples entre dedans et dehors, et des différences internes, les opérations de pensée (pareil/pas pareil) nécessitant la stabilité des contenus de pensée.

Dans les psychoses, l'objet interne/externe mal différencié est constamment menacé de destruction, de néantisation, et la pulsion, sans objet, est traumatique : elle ne peut trouver sa voie d'éconduction que dans le corps, le comportement à travers des agirs, ou elle s'en prend à l'appareil à penser les pensées lui-même. On se trouve alors devant le cercle vicieux de la psychopathologie psychotique où les effets deviennent des causes et renforcent le malaise interne. « Si, comme il paraît patent, la fragilité des limites du soi naissant est un handicap majeur à la constitution et du sujet et d'objets stables, les représentations restent fragiles, fluctuantes ; l'objet de pensée reste protéiforme, livré à une toute-puissance qui le modèle au gré du désir et de l'angoisse ; alors les limites disparaissent, et ce retour aux formes les plus archaïques de l'activité de pensée bloque tout le développement psychique ; le travail de symbolisation, faute de pouvoir mettre en relation des représentations stables, en reste lui-même à ses formes les plus primitives » (Perron, 1994, p. 126). Ainsi, points de vue topique et économico-dynamique se complètent.

On ne doit probablement le fait que cet enfant n'ait pas évolué vers un effondrement déficitaire qu'à l'attention extraordinaire qui lui a été portée, d'abord par ses parents qui, quelle que soit leur « responsabilité » dans cette organisation (et bien sûr les événements sont « parlants »), ont accompagné et voulu que leur fils s'en sorte, puis par l'équipe constituée autour de lui. Si tout n'est pas joué, Thomas semble être sorti du risque de décrochage déficitaire du désir, ce dont témoigne remarquablement le bilan psychologique.

Bibliographie

BOEKHOLT, M. 1996. « Fondements pulsionnels de l'expérience visuelle, Regard à travers la genèse de processus Rorschach », *Psychiatrie de l'enfant*, 39(2), p. 537-579.

BOIZOU, M.F. ; CHABERT, C. ; RAUSCH DE TRAUBENBERG, N. 1978. « Représentation de soi : identité et identification au Rorschach chez l'enfant et l'adulte », *Bull. Psychol.*, XXXII, n° 339, p. 271-277.

DES LIGNERIS, J. ; MARTIN, M. ; LEMOIGNE, A. ; POGGIONOVO, M.P. 2000. « Processus de changement dans les pathologies graves de l'enfance », *Psychologie clinique et projective*, 6, p. 45-54.

DIATKINE, R. 1985. « Les psychoses infantiles, en dehors de l'autisme infantile précoce », dans S. Lebovici,

R. Diatkine, M. Soulé, *Nouveau traité de psychiatrie de l'enfant et de l'adolescent*, vol. 2, Paris, Puf, 1995, p. 1297-1313.

HAAG, G. 1990*a*. « Le dessin préfiguratif de l'enfant : quel niveau de représentation ? », *Journal de la psychanalyse de l'enfant*, 8, p. 91-129.

HAAG, G. 1990*b*. « Identifications intracorporelles et capacités de séparation », *Neuropsychiatrie de l'enfance et de l'adolescence*, 38(4-5), p. 245-248.

HAAG, G. 1991. « Contribution à la compréhension des identifications en jeu dans le Moi corporel », *Communication pour le congrès international de l'*API, Buenos Aires, juillet.

HAAG, G. 1993. « Hypothèse d'une structure radiaire de contenance et ses transformations », dans D. Anzieu et coll., *Les contenants de pensée*, Paris, Dunod.

HAAG, G. 1994*a*. « Aux sources de la vie ; le langage préverbal et l'émergence des représentations du corps avec des enfants autistes », *Dialogue*, 123.

HAAG G. 1994*b*. « La constitution du fond dans l'expression plastique en psychanalyse d'enfant », dans S. Decobert et F. Sacco (sous la direction de), *Le dessin dans le travail psychanalytique avec l'enfant*, Toulouse, érès.

HAAG, G. 2004. « Sexualité orale et Moi corporel », *Topique*, 2, 87, p. 23-45.

HOUZEL, D. 2002. *L'aube de la vie psychique*, Paris, ESF.

MISÈS, R. 2000. « Les dysharmonies psychotiques: une approche nosographique », *Neuropsychiatrie de l'enfance et de l'adolescence*, 48, p. 396-401.

PERRON, R. 1994. « Fantasme et processus de pensée dans les autismes et psychoses infantiles », dans *Monographie de la revue française de psychanalyse : Autismes de l'enfance*, Paris, Puf.

SUAREZ-LABAT, H. ; REIGNIER, S. ; EVANS, B. 2003. « En deçà de la douleur morale : à la recherche des traces et du destin d'un effondrement dépressif primaire dans le Rorschach de l'enfant », *Psychologie clinique et projective*, 9, p. 79-94.

Troubles de l'humeur et troubles de l'identité

Étude de cas d'une adolescente

Estelle Louët

On le sait, l'appellation de psychose a déserté les classifications psychiatriques actuelles pour être remplacée par celle de TED, pour « trouble envahissant du développement », parfois flanqué du qualificatif de NOS, pour « non spécifié », ce qui permet d'y inclure diverses pathologies plus ou moins apparentées…

Au nom de leur a-théorisme, ces classifications, en tête desquelles se trouve le DSM, se sont dégagées de toute référence structurale pour adopter un point

Estelle Louët, psychologue clinicienne, maître de conférences en psychologie clinique, Institut de psychologie, université Paris-Descartes.

de vue qui se veut objectif, s'attachant à la symptomatologie, visible du dehors donc, justifiant l'attention portée aux troubles, les troubles venant désigner ce qui vient *troubler* le rapport au monde et à soi-même.

Le titre de cet ouvrage, « Les troubles psychotiques chez l'enfant et l'adolescent », en adossant les deux appellations de troubles et de psychose, pose la question de savoir ce qui est qualifié de psychotique : est-ce que ce sont les troubles, les symptômes désignés ainsi au nom de leur envahissement – laissant entière la question de savoir ce qui est envahi ! – ou bien l'organisation, référée à la nature des angoisses et aux aménagements défensifs ?

Le problème est ainsi posé : comment articuler le visible, l'externe, à l'intrapsychique, l'interne ? Quels liens entretiennent les troubles tels qu'ils sont désignés dans les classifications internationales avec la psychopathologie référée aux théories psychanalytiques du fonctionnement psychique ?

Comme nous l'avons dit, dans les classifications contemporaines, l'attention est clairement portée sur les symptômes. Dans le cadre des troubles bipolaires auxquels je m'intéresse ici, les symptômes maniaques constituent le critère diagnostique essentiel. Ainsi, les troubles bipolaires de type I se caractérisent par la présence d'au moins un épisode maniaque ou mixte (associant symptômes maniaques et dépressifs), avec le plus souvent des épisodes dépressifs récurrents.

En référant le diagnostic aux manifestations comportementales, aux symptômes, on a renoncé inévitablement à appréhender les pathologies du point de vue de leurs modalités de fonctionnement intrapsychique. D'ailleurs, si vous constituez une cohorte de recherche à partir de troubles communs, par exemple un trouble des conduites alimentaires, et donc d'un diagnostic psychiatrique type DSM, vous concluerez inévitablement à la pluralité des modalités de fonctionnement psychique sous-jacentes à la symptomatologie. L'analyse psychopathologique révèlera le plus souvent, sans surprise, une majorité de fonctionnements limites, quelques fonctionnements psychotiques et névrotiques se battant pour la seconde place. Les troubles bipolaires n'échappent pas à la règle.

Les troubles bipolaires sont à mon sens paradigmatiques d'un glissement épistémologique dont on peut dénoncer les multiples apories, la moindre n'étant pas celle d'assimiler le trouble à l'organisation psychopathologique. La question est polémique et puise ses motifs dans des siècles d'histoire, depuis les descriptions antiques d'Hippocrate, en passant par celles de Kraepelin.

La référence structurale, psychotique, des psychoses maniaco-dépressives demeure-t-elle pertinente pour penser l'ensemble des troubles bipolaires ? Certainement pas, de mon point de vue, si l'on se situe dans une perspective psychopathologique ; pertinente sans aucun doute si l'on adopte un point de vue processuel, à savoir pour penser les processus psychiques engagés.

Car si les solutions psychotiques sont bien souvent utilisées chez ces patients bipolaires, la question demeure de savoir quelle place elles occupent dans l'ensemble du fonctionnement psychique. Je propose, avec cette étude de cas, de penser non pas en opposant troubles psychotiques et troubles de l'humeur, mais en considérant leur articulation sur la scène psychique. Ainsi ces solutions, qu'elles soient psychotiques, et/ou mélancoliques et/ou maniaques, devront être pensées comme des mouvements psychiques susceptibles d'être saisis dans leur articulation.

C'est pour tenter de mettre au travail ces questions que je vous propose l'analyse clinique des épreuves projectives de Clothilde, une adolescente de 17 ans.

Étude de cas

Clothilde [1] est transférée d'une unité d'urgence du service, alors qu'elle présente un tableau dépressif mélancoliforme évoluant depuis plusieurs semaines, associant idées d'indignité et de punition, culpabilité massive et idées délirantes de type mystique. Elle présentait une idéation suicidaire et a fait deux tentatives de suicide médicamenteuses en l'espace de quelques semaines. Ses propos devenaient de moins en moins cohérents.

---

1. Merci à mes collègues psychologues du service de psychiatrie de l'enfant et de l'adolescent du G-H Pitié-Salpêtrière, pour les échanges enrichissants autour des études de cas cliniques.

– Les troubles ont débuté environ un an plus tôt avec l'apparition d'une nervosité, d'une irritabilité ainsi qu'une excitabilité croissantes. Clothilde est très excitable et fait une fixation amoureuse sur un garçon de sa classe qu'elle harcèle – « je l'ai tant aimé, c'est hallucinant », « il m'a tellement manqué, j'ai senti un grand vide, je voyais tout en noir », « je l'ai idolâtré, c'est en moi cet amour ». Rejetée par ce garçon elle se déprime, se sent de plus en plus en insécurité à la maison. Elle ne supporte plus la proximité de son père.

– Elle est l'aînée d'une fratrie de deux, sa sœur a douze ans de moins. Madame a vécu seule avec sa fille pendant six ans, c'est à cet âge que Clothilde découvre la double vie de son père. Il a deux grands enfants qui vivent actuellement à l'étranger ; il emménage alors avec Clothilde et sa mère. La mère de Clothilde est hospitalisée à cette époque pour des troubles dépressifs sévères associés à des éléments subdélirants et des idéations suicidaires. Clothilde est allée vivre à ce moment-là chez sa grand-mère paternelle pendant deux ans. L'enfance du père comme celle de la mère ont été difficiles, entre carence et proximité incestuelle.

– Clothilde est décrite comme une enfant gaie et vivante. Son développement psychomoteur a été normal. Elle investit beaucoup sa scolarité. Clothilde décrit un sentiment d'insécurité ancien lié aux ruptures qu'elle a vécues. Elle est proche de son père avec un lien parfois trop excitant.

– Un éloignement du milieu familial est décidé, Clothilde présente peu à peu un tableau maniaque avec une hypersyntonie associée à une élation religieuse. À l'occasion d'un changement de foyer, apparaissent des éléments dépressifs, de l'angoisse et une intense culpabilité.

– Elle est hospitalisée dans une unité d'urgence suite à une tentative de suicide, puis sera transférée un mois plus tard dans notre service.

– Durant l'hospitalisation Clothilde s'intègre rapidement, le contact est bon avec cependant une subexcitation psychique. Son discours témoigne de bonnes capacités d'introspection, elle critique ses passages à l'acte et se montre sensible à l'étayage. L'investissement de la scolarité demeure très important et doit être modéré par l'équipe.

– Les troubles de l'humeur dominent largement le tableau clinique et font évoquer un trouble bipolaire de type I.

Au cours de son hospitalisation et à la faveur de l'amendement des troubles, un bilan psychologique est réalisé par la psychologue référente de la salle.

Lors du bilan, la psychologue note que Clothilde trouve plaisir à s'exprimer et à monopoliser l'attention. Le contact est assez adhésif, ses propos banalisants, parfois plaqués. Elle a parfois bien du mal à tenir cette image d'une adolescente à l'aise et bien dans sa peau, heureuse de fonctionner.

Le niveau évalué aux échelles de Wechsler montre une importante hétérogénéité avec 33 points d'écart entre le niveau à l'échelle verbale qui est dans la moyenne (QIV : 104), et celui à l'échelle de performance qui peut être qualifié de « limite » (QIP : 71). Les résultats sont très dispersés au sein même de chaque échelle voire de chaque subtest, son attention est fluctuante, avec des blancs de pensée. La consigne est oubliée à mesure de la passation. La conscience d'échouer est très variable, plus marquée à l'échelle verbale qu'à l'échelle de performance où les repères spatiaux et temporels sont assez désorganisés.

Aux épreuves projectives

Atteinte de la représentation de soi

À la lecture du protocole de Rorschach, on découvre rapidement la prégnance des angoisses identitaires. Les repères se dissolvent à l'instar des liens spatiaux qui apparaissent aussi incongrus qu'arbitraires : « Là, ça me fait penser à deux jumeaux qui sont issus du même fœtus là (D noir med.) avec les deux cœurs qui sont là au centre (D rouge med.) reliés l'un à l'autre, et là deux foies à l'extrémité du dessin » (planche III).

L'image du corps est littéralement effractée sous la pression pulsionnelle, découvrant un corps parcellisé répandu aux quatre coins de l'image : « Ça me fait penser à deux poumons, en fait le corps d'un être humain quoi, d'une femme » (planche II).

L'accès au conflit identificatoire est barré par d'autres enjeux plus impérieux qui consistent à se défendre du risque de confusion entre sujet et objet, et en ses confins, de celui d'une collusion entre vie et mort. Ici la question de la différence des sexes est supplantée par une tout autre question, celle de l'attribution du mauvais. Des figures toutes-puissantes découvrent la dangerosité des liens à la mesure des revendications d'omnipotence : « diable » (planche I), « un dragon » (planche IV), « un monstre » (planche VI).

Des défenses rigides

La pensée est pourtant activement mobilisée pour tenter de maintenir une unité maîtrisante, témoignant de la lutte contre ce qui est perçu comme des isolats, en écho au vécu de fragmentation interne. Le travail de la pensée est mis au service de la lutte identitaire, pour faire tenir littéralement les pensées ensemble, conduisant à un rationalisme morbide et à un intellectualisme outrancier. Les défenses intellectuelles ne sont ici qu'un bien faible rempart face à l'action désorganisante des pulsions : « C'est une ébauche, c'est pas fini ! On aurait pu dire ça pour "Esquisse" (fait référence à la WAIS) » (planche II), « Et puis on peut dire que le trait en bas ça représente la destinée où chacun va de son côté, quoi » (planche III).

Aucune hiérarchie dans l'abord du matériel, la dédifférenciation est pleinement à l'œuvre, témoignant du sacrifice de l'intégrité du moi consenti au nom de la survie psychique.

La perte des frontières du moi se lit aussi dans l'utilisation singulière de métaphores qui semblent étrangement perdre leur fonction de déplacement pour trouver une forme littérale, comme l'illustre ce commentaire de Clothilde : « Là on voit que c'est coloré [...] on voit que les couleurs, elles ont un contact concret » (planche VIII).

Alors que le recours à l'isolation manque pour structurer la pensée, les mécanismes de clivage, qui prennent le relais, apparaissent eux-mêmes parfois insuffisants pour contenir la désorganisation. L'insistance sur ce qui relie, accroche, tient ensemble, vient témoigner de la lutte contre la désorganisation de l'image du corps, alors que le clivage peine ainsi à maintenir une différenciation minimale, trop souvent évincée par une franche confusion : « C'est deux jumelles, la tête, le corps, les bras, elles sont reliées au même fœtus et là une aile » (planche VII).

Les défenses appelées pour maintenir une séparation, fussent-elles celles drastiques comme le clivage, ont ainsi du mal à contenir l'action dévastatrice de la dissociation qui tend à envahir toute la structure du moi.

Les défenses narcissiques

Si les défenses rigides n'apparaissent pas suffisamment structurantes, les défenses narcissiques ne permettent pas davantage d'assurer une contenance efficace.

L'appel à des représentations telles que « masque », « manteau », « carapace de tortue » à la première planche, témoigne de cette nécessité de se référer à des enveloppes, pour découvrir immédiatement après leurs défaillances : « un manteau, les bras-là », « une veste avec des trous à l'intérieur » (planche I). L'atteinte narcissique est radicale. Les enveloppes protectrices, appelées pour parer les effractions pulsionnelles, sont trouées et deviennent le support de projections des angoisses persécutrices.

Un attachement au « voir », support de projections

L'attachement de Clothilde à ce qu'elle perçoit, ou plus exactement à ce qu'elle voit ou ne voit pas, comme dans des formules telles que « on voit », « c'est tout ce que je vois », « je ne vois pas », « je ne vois pas autre chose », « je ne sais pas si vous avez déjà vu un papillon noir » (planche V), retient tout particulièrement notre attention.

Ici l'investissement de la perception ne soutient pas un contre-investissement du monde interne comme dans les fonctionnements limites. L'insistance sur le percept, sur ce qu'elle *voit*, est davantage dominée par des mécanismes de projection qui supplantent toute possibilité d'accès à une illusion créatrice, au sens winnicottien du terme, pour se rabattre sur une conviction délirante annihilant tout jeu.

En dépit des efforts de Clothilde pour rétablir une distance par le recours à l'intellectualisation (« ça me fait penser à »), interne et externe s'amalgament comme voir et être se confondent. On est alors sensible aux tentatives de Clothilde pour maintenir une différenciation par le moyen de défenses projectives, derniers remparts face au risque d'indifférenciation.

Ici pas de jeu identificatoire qui dialectiserait le lien à l'autre. Le travail psychique semble mis au service d'une lutte active contre tout éprouvé de différence, en ce qu'il confronte inévitablement le sujet à la perte d'une partie de soi.

C'est ainsi que nous pouvons comprendre la référence insistante à la mêmeté qui, à défaut de se faire double narcissique, se fait collage psychotique, comme l'évocation de ces jumeaux reliés au même fœtus.

Une fois de plus, toute l'énergie est mobilisée pour défendre une unité corporelle où la question identificatoire se réduit à celle d'être puissamment nanti, pour tenir des figures primaires menacées de fragmentation. La question, essentielle entre toutes, est celle de « posséder » pour « contrôler » des objets partiels dont la puissance est une menace permanente pour l'identité du sujet.

Des représentations de relations marquées par la confusion

L'analyse des représentations de relations au Rorschach montre la grande précarité des liens. La facture symétrique du matériel ne soutient nullement l'expression de relations tant elles actualisent un risque de confusion. La référence au duel, au deux, n'en demeure pas moins très présente : « deux personnages qui grimpent » (planche VIII), « deux jumeaux » (planche III), référence duelle qui supporte de façon assez paradoxale la nécessité de maintenir une unité. Car pour Clothilde, la référence aux « deux » engage inévitablement des fantasmes de collage/fusion et de séparation/dissociation. Ici le deux ne peut s'offrir comme une ouverture à un autre investi narcissiquement, mais se perd dans le déni d'altérité, alors que l'indifférenciation et la menace identitaire s'expriment avec force : « deux jumelles issues du même centre, du même fœtus » (planche VII).

Les représentations de relations au TAT découvrent avec exemplarité le débordement de la pensée par les processus primaires :

Planche 4

« Ça, c'est beau ! (22")… Une femme fort séduisante se présenta à la réception d'un hôtel. Elle se disait Mira Lafou (?) c'est son prénom. Elle demanda un café, observa le présentoir et aperçut un fort bel homme. Des coups de regard se furent *(sic)* et ce fut le coup de foudre absolu. Ils ne pouvaient plus se lâcher. Ils décidèrent de louer une chambre dans l'hôtel, une chambre commune et sortirent. Là, ils restèrent sur un banc et discutèrent. Quand elle lui demanda de lui faire part de son passé, l'homme tourna la tête. Il ne voulait pas se révéler. Peut-être avait-il des choses à se reprocher… point d'interrogation. »

Le récit, à cette planche qui met en scène une rencontre homme-femme, est entièrement conjugué au passé simple ; il prend les atours de la dramatisation qui ne peut néanmoins se faire hystérique. Le contenu ne trahit pourtant en rien l'achoppement de cette scène ; le récit ouvre à un scénario où les éléments du drame sont présents. Clothilde campe le décor – cela se passe « à la réception d'un hôtel » –, elle nomme le personnage féminin, pare ses héros d'attributs séduisants – « une femme fort séduisante, un fort bel homme » –, les éléments semblent être en place, et pourtant… Ce sont les ratés dans le déroulement du récit qui trahissent l'échec de la parade labile. En effet, la scène une fois campée ouvre à l'évocation d'une rencontre homme-femme dans un contexte de séduction dont l'appel pulsionnel vient désorganiser immédiatement la structure du récit ; la désorganisation est avant tout celle de la pensée. La rencontre se fait « coup » – « de foudre » ou « de regard » – mais coup avant tout. Les associations par consonance, qui font comme un lointain écho à une pensée qui perd ses contours, témoignent de la nécessité de « lier » et de « relier », d'attacher littéralement les idées entre elles, parfaitement illustrée par la suite du récit : « Ils ne pouvaient plus se lâcher. »

À la planche 13 MF[2], les stratégies défensives sont proches de celles observées à la planche 4.

« Merci... (30") Chateaubriand s'était épris d'une ravissante Indienne appelée Atala. Il avait été accueilli dans son village et bien vite, quand leur idylle fut découverte, il fut rejeté et condamné à mort. C'est pour cela qu'ensemble ils fuirent. J'ai un peu tourné l'histoire. Ils chevauchèrent pendant des semaines mais Atala avait fait une promesse de rester vierge... Elle avait fait cette promesse à sa mère mourante... Or elle transgressa la promesse... C'est pour cela qu'elle s'empoisonna et moura. Entre temps ils s'étaient réfugiés dans la cabane, dans la maison plutôt d'un prêtre. Mourante elle fut couchée dans l'une des chambres de celle-ci. Elle avait été déshabillée. Nue, suante, elle demeurait... Elle moura, elle mourut plutôt. Chateaubriand crut bien qu'il n'allait plus s'en remettre. Il pleura beaucoup. Il avait d'ailleurs porté les vêtements, un costume que lui avait remis l'homme d'Église. Il tomba en sanglots devant le corps de la jeune femme morte. Le prêtre l'aida à l'enterrer. »

2. Le contenu manifeste est le suivant : une femme est couchée, la poitrine dénudée, et un homme se tient debout au premier plan, le bras devant le visage (pas de différence de génération).

Les références littéraires et culturelles au roman *Atala* de Chateaubriand sont appelées pour contenir l'intensité de la destructivité. Derrière un récit à la thématique dramatique, traitant tant bien que mal d'un amour impossible, se trame une tout autre histoire, celle où la vie et la mort ne peuvent entrer dans un combat dialectique, mais s'affrontent sur l'autel d'une formidable toute-puissance. Le traitement temporel est singulier, il ne peut s'inscrire dans une continuité, dans un avant/après, organisé *in fine*, autour de la différence des sexes et des générations. Empoisonnée et morte, l'héroïne de l'histoire meurt « de nouveau » dans un temps désorganisé : « Or elle transgressa la promesse… C'est pour cela qu'elle s'empoisonna et moura. Entre temps ils s'étaient réfugiés dans la cabane, dans la maison plutôt d'un prêtre. Mourante elle fut couchée dans l'une des chambres de celle-ci. Elle avait été déshabillée. Nue, suante, elle demeurait… Elle moura, elle mourut plutôt » (planche 13 MF).

Les figures maternelles apparaissent inconsistantes et carentielles. Les liens sont dominés par une logique de toute-puissance pour pallier un manque fondamental. Le couple parental est globalisé, véritable entité dangereuse qui ne laisse aucune ouverture possible à un tiers. Les relations, évoquées à l'abri d'une couverture labile, sont celles d'une passion qui se fait inéluctablement mortifère, défaisant les liens plutôt que les soudant, découvrant une agressivité destructrice phénoménale où les enjeux ne sont autres que la survie du sujet face à des figures parentales archaïques mortifères : les récits sont dominés par des références constantes au meurtre, à la mort : les rencontres se font coups de regard, de foudre (planche 4), le personnage de la planche 3MB arbore des attributs tout-puissants qui ensorcellent, les récits des planches 6GF et 11 mettent en scène un meurtre, la mort clôt le récit de la planche 13MF.

Entre le souci de précisions spatiales, temporelles, soutenu par un fort investissement culturel, et l'acuité de la désorganisation, c'est une véritable coupure qui s'opère, nous permettant de repérer l'action du clivage certes, mais peut-être aussi celle de la dissociation. Le recours au clivage tente d'assurer un semblant de différenciation, en opérant la déformation et la fragmentation du moi, mais il semble emporter ici toute la structure du moi ; c'est alors une pensée défaite que tente de contenir l'activité délirante en collant les différentes pensées entre elles, au prix souvent de l'intelligibilité et de la cohérence.

Les récits offrent l'image d'un fonctionnement psychique dominé par les juxtapositions plutôt que par les liens, du fait de la disparité des niveaux d'expression symbolique, faisant se confondre concret et abstrait, avant et après, surface et intérieur, etc. Les ruptures associatives, que cherchent à colmater les liaisons arbitraires, sont les témoins d'une discontinuité psychique touchant autant la pensée que l'image du corps.

Les effets de la *dédifférenciation* sont à l'œuvre à tous les niveaux, d'une part au sein de la structure même du discours dont on découvre les multiples altérations, de la logique d'autre part : « Elle se mit à tomber en sanglots » (planche 3BM), « des coups de regard se furent et ce fut le coup de foudre » (planche 4).

Nous avons jusque-là insisté sur l'intensité de la lutte contre la désorganisation identitaire et des troubles relationnels, comment comprendre alors la symptomatologie, dominée par l'intensité des troubles de l'humeur mélancoliques et maniaques ? Que peut nous apporter l'analyse des épreuves projectives ? Qu'en est-il des modalités d'expression affectives et du traitement de la dépression ?

En dépit de leur dangerosité, le maintien des liens à l'objet se découvre derrière la conservation d'une sensibilité sensorielle extrême, qui dérive le plus souvent vers l'interprétativité.

La couleur et son interprétation véhiculent des fantasmes et représentations massifs aux intonations délirantes, dévoilant une véritable déchirure des enveloppes psychiques et corporelles, qui ne résistent pas à l'accroissement de l'excitation.

Ainsi Clothilde est-elle sensible au mélange des couleurs qui n'offre cependant aucun support à une possible expression d'affects. Tout juste essaie-t-elle d'en atténuer l'impact effractant – « C'est nuancé, noir, rouge quoi » (planche II) –, au prix cependant de ce qui peut être apparenté à un déni, car les couleurs sont à cette planche tout sauf nuancées ! Effractante ou utilisée de façon défensive à des fins de cadrage perceptif (« les taches bleues correspondent à des araignées », « les deux taches roses pourraient correspondre à deux lacs par exemple »), la confrontation aux couleurs découvre l'intensité des mécanismes de déliaison.

Ainsi, de la même manière que couleurs et formes ne peuvent s'associer, affects et représentations ne parviennent à se lier, dévoilant l'intensité de la désorganisation identitaire.

C'est donc sans nuance qu'émergent les mouvements pulsionnels, l'agressivité ne peut en aucune manière être modulée et éveille une violence « primitive » dont l'intensité découvre la composante sadique, primaire, des fantasmes.

Alors que les couleurs rouge et pastel viennent faire effraction, les teintes noire et grise sont le support d'une sensibilité qui, à défaut d'être dysphorique, se fait plus volontiers persécutrice. Le noir entraîne des réactions éminemment phobogènes dont l'intensité et la nature trahissent l'achoppement des processus secondaires, empruntant ainsi les voies des processus primaires. Dépression et manque ne peuvent être liés, tant toute confrontation au manque est susceptible de raviver des angoisses essentielles, devant être gommées comme le sont les différences.

Le « sombre » et le « noir » ne sont pas les messagers des angoisses dépressives du sujet, celles-ci étant largement supplantées par des angoisses d'une autre nature, persécutrices et de mort. « C'est sombre, ça me fait penser à l'enfer » (planche I). « C'est tout noir, c'est tout sombre, un peu comme l'enfer » (planche IV).

Ainsi, les affects de tristesse ne peuvent émerger à l'autre bout de la chaîne associative, remplacés par des projections archaïques qui déclinent en de multiples figures l'inquiétant, le dangereux, le mortel. Le noir appelle des images de puissance éminemment phobogènes et archaïques, à l'instar de figures identificatoires elles-mêmes empreintes d'une inquiétante toute-puissance. Alors que les défenses narcissiques échouent à constituer une différenciation suffisante entre dedans et dehors, les projections persécutrices assurent le maintien bien coûteux d'un semblant de différenciation ; l'extérieur, le mauvais, le haï, étant de nouveau identiques… « Un masque qui représente le Diable, négatif, les yeux, les cornes. L'air très méchant parce qu'il est tout noir » (planche I).

Tout comme le noir ne peut servir de support à l'expression d'une sensibilité dépressive, le blanc ne permet pas davantage d'évoquer un manque, support possible pour dire la perte et ses incidences éventuellement dysphoriques.

Le blanc, lorsqu'il est perçu, supporte l'expression d'une franche effraction des limites, comme à la première planche I, une « veste noire » pleine de « trous », puis d'une confusion : « un manteau, les bras ».

L'importante réceptivité à la couleur témoigne de la grande perméabilité aux sollicitations sensorielles, elle découvre aussi le risque de confusion qui y est associé. « Là on voit que c'est coloré, on voit que les couleurs, elles ont un contact concret, ça se mélange entre elles, le vert clair et le vert foncé se mélangent aussi » (planche X).

Les qualités sensorielles sont investies pour leur valeur excitante, dans une animation qui interroge souvent une participation délirante et/ou hallucinatoire, la sensorialité participant à la construction d'une néoréalité. Le surinvestissement sensoriel contribue au sentiment d'existence en animant une vie qui, à défaut de trouver une épaisseur dans le regard de l'objet, s'anime sur la surface sensible, manquant ainsi la voie des affects. « (V) J'essaye de bien me concentrer. On peut dire que chaque couleur est une étape de leur vie, en fait quand ils grimpent, ils grimpent un échelon et ils montent en haut » (planche VIII).

Face à l'intensité des angoisses d'abandon et/ou de mort, les défenses sont tout entières mobilisées pour dénier les effets de l'objet. La lutte est engagée pour maintenir le sentiment de continuité d'exister, au prix parfois d'un envahissement, dont le comble du paradoxe est qu'en travaillant à la survie psychique du sujet, il risque aussi de le conduire à sa mort ! Ici, se laisser toucher par les objets équivaut à être détruit.

Au TAT la résonance aux planches, dont les sollicitations sont plus nettement dépressives, va retenir notre attention.

Nous pouvons d'emblée souligner la forte résonance à la planche 3BM : « Qu'est-ce que c'est ça ?… Cette histoire se déroula au Mexique… une jeune femme de 20 ans qui avait fini les champs s'assit sur un banc. Elle était magnifiquement belle. De longues tresses noires s'étendaient sur ses épaules plus scintillantes les unes que les autres. Elle avait de grands yeux noirs qui pouvaient ensorceler tellement ils étaient brillants. Sa bouche était également pulpeuse… elle laissa tomber sa bêche à terre tellement elle était fatiguée, quand on vint lui app… apprendre que son mari était mort dans un accident. Là, elle se mit à tomber en sanglots… s'écroula par terre… et avachit sa tête sur le banc tellement elle était affligée. Voilà. »

Ses sollicitations viennent troubler la pensée et les repères corporels. La référence au corps y est omniprésente. C'est un corps atteint, attaqué, portant les stigmates d'un effondrement qui ne peut trouver la voie de l'affect.

Alors que dans le récit de Clothilde le corps est omniprésent, il ne soutient en rien son narcissisme. C'est un corps posé « là », on pourrait dire trop là, imposant, envahissant. Il ne peut ni se faire oublier, ni soutenir durablement une sensibilité dépressive. C'est un corps criant de présence, persécutant, sans doute.

Le corps est douleur, il l'incarne dans des formes caricaturales. (« Là, elle se mit à tomber en sanglots… s'écroula par terre, et avachit sa tête sur le banc tellement elle était affligée. »)

Le corps affalé, effondré, n'est plus porteur d'une énigme mais s'expose sans détour, sans ombre, pour dire l'intensité des fantasmes de mort et l'effondrement identitaire, l'abolition des différences entre vie et mort emporte les fondements identitaires mêmes.

L'insistance sur les caractéristiques sensorielles du matériel, « noirs », ne sert pas le renforcement des contrastes et l'affermissement des limites et contours du matériel. La proximité sensorielle est telle qu'elle confine à la projection délirante, la réalité perceptive étant alors distordue, voire déniée sous l'impact de la projection.

Dans le récit de Clothilde, l'idéalisation mégalomaniaque et le déni sont mobilisés pour triompher de l'objet ; d'absence il ne peut être question. Cette adolescente, au mépris de la réalité perceptive, énonce la magnificence des attributs du personnage. Le noir n'est pas associé à l'humeur du même nom, mais est érigé, à la faveur d'un contournement mégalomaniaque, en un attribut enchanteur dont le danger ne tarde néanmoins pas à poindre… « Elle était magnifiquement belle. De longues tresses *noires* s'étendaient sur ses épaules plus scintillantes les unes que les autres. Elle avait de grands yeux *noirs* qui pouvaient ensorceler tellement ils étaient brillants. »

La sensorialité n'est pas constitutive de limites, mais conduit à la construction d'une nouvelle réalité, hallucinatoire, dont l'enchantement peut révéler de bien redoutables revers.

Les planches 12BG et 13B découvrent d'une autre manière les difficultés à traiter l'absence et la perte. Les défenses rigides sont omniprésentes – multiples recours à des références culturelles, des précisions spatiales et temporelles – mais peu structurantes ; les défenses labiles, quand elles apparaissent, sont un faible masque face à l'intensité des mouvements pulsionnels dont la brutalité surprend. Le discours perd de sa cohérence, les fantasmes massifs montrant les risques encourus par cette confrontation intraitable, parce que mortifère, à l'abandon et au vide.

À la planche 12BG – qui représente une barque et un arbre, sans personnage – la référence littéraire à Lamartine tente de soutenir l'évocation d'une promenade amoureuse. L'emploi du passé simple, mais aussi le fait que l'écrivain soit présenté comme le héros du poème, donnent à ce récit une facture étonnante où tendent à se perdre les repères temporels et spatiaux. L'évocation d'un temps suspendu, ce temps que le héros ne peut voir et donc maîtriser, tente de contenir le danger d'un écoulement pulsionnel. La référence à la fin de l'histoire sonne le glas de l'idylle et du personnage, dont la mort violente flotte comme en suspens, sans mobile, sans auteur, donnant à ce récit une facture dissonante mal contenue par la référence poétique.

La lutte est clairement engagée contre le vide, alors que les mouvements pulsionnels convoqués pour animer la scène conduisent irrémédiablement à la mort. Vive plutôt que morte, comme l'imagination vive à laquelle elle fait référence à la planche 13B, animée plus qu'inanimée, sont les enjeux d'une survie psychique.

Les effets dépressiogènes de ces images sont déniés, entravant pour l'heure le traitement de la perte. Ici, la violence des irruptions pulsionnelles semble paradoxalement assurer le maintien d'une certaine animation garante de la survivance du sujet, même si c'est au prix de la mise en scène de morts violentes.

Alors que les tentatives sont celles d'une préservation de soi, la destructivité conduit le plus souvent à emporter sujet et objet dans une spirale destructrice. (« Alphonse de Lamartine écrivit un poème dans lequel il s'était épris d'une jeune femme sur l'eau. Il était fou d'elle et ensemble ils firent une promenade. Là il disait ne pas voir s'écouler le temps [...] à la fin de leur promenade la jeune fille fut occis. Je ne sais pas si on dit occise par étouffement » [planche 12BG].)

Le déroulement des récits du TAT bute sur l'impossible accès à une « temporalité psychique réflexive rétroactive » (Marty, 2005). Alors que Clothilde « construit » des histoires parfois très étoffées, les événements ne peuvent être mis en correspondance les uns avec les autres, ou lorsqu'ils le sont, c'est dans une logique temporelle qui fait fi des lois communes pour se perdre dans des constructions personnelles.

Chez Clothilde, la sensorialité, qui se fait délirante, permet de retrouver un sentiment d'exister, d'animer une vie psychique autorisant l'appel à des objets (ou équivalents) venant remplir le vide laissé par l'évocation de l'abandon et de la perte.

Pour conclure…

Chez Clothilde le traitement de la perte d'objet bute inévitablement sur la faillite de l'identité. Pas d'élaboration possible de la position dépressive alors que toute perte, tout manque emporte inexorablement les fondements de l'identité.

Toute réalité intolérable se trouve supplantée par une néoréalité, montrant ce qui se passe quand il n'y a pas d'obstacle à la réalisation hallucinatoire du désir, quand le principe de réalité est débordé et autorise alors la venue sur la scène consciente, *via* la perception, des désirs refoulés.

L'autorité d'une des grandes instances du moi – l'épreuve de réalité – se trouve bafouée, grâce à la scission de son instance, découvrant l'action d'une défense célébrée par Feud en 1938 : le clivage.

Ce qui est contourné, c'est la reconnaissance d'une déception face à l'état des faits du monde réel, selon les mots de Freud, qui ne peut être représenté comme tel. Le récit de Clothilde à la planche 3BM est exemplaire à ce titre. Comme nous l'avons vu, dans ce récit, il n'y a pas de prise en compte de la réalité, les déformations sont soutenues par l'action du déni et du clivage participant de la lutte contre la valence dépressive de cette planche, lutte impressionnante quand on lit le récit en sachant que le personnage est de dos et que l'on ne voit pas son visage ! Un franc déni donc de la réalité, supplantée par une perception quasi hallucinée.

Les effets ravageurs de la perte s'incarnent sous nos yeux dans l'expression d'une douleur arrimée au corps en un dernier bastion défensif face aux assauts pulsionnels et à leurs effets morcelants. Les effets dévastateurs de la perte sont ceux d'une haine pour l'objet qui se paie du prix d'un écroulement narcissique fondamental.

Comment saisir chez Clothilde les mouvements psychiques qui sous-tendent les moments mélancoliques et maniaques, pour reprendre les mots de C. Chabert ?

Voici la reconstruction des processus engagés chez Clothilde que je soumets à votre réflexion. Elle s'adosse aux propositions de C. Chabert (2002) relatives aux mouvements mélancoliques et à ses achoppements dans la schizophrénie.

À l'origine, un refus de la réalité, une déception face à l'état du monde réel, comme le formule Freud ; refus de la réalité conduisant à une fracture du moi. La blessure est narcissique-identitaire selon l'expression de René Roussillon, blessure béante chez Clothilde, laissant échapper toutes les quantités d'investissement. Ainsi, la réalité qui se refuse joue un rôle essentiel au départ, dans l'amorce du processus. Refus de la réalité, déception, que Freud voit à l'œuvre aussi bien dans la mélancolie, telle qu'il la conceptualise dans *Deuil et mélancolie*, que dans les psychoses lorsqu'il les compare aux névroses en 1924.

Si le refus de la réalité joue un rôle essentiel dans l'amorce des processus mélancoliques et psychotiques, cette réalité occupe dans la suite du processus une place tout aussi essentielle alors qu'il faut faire face à l'hémorragie, réparer la blessure initiale.

Dans le processus mélancolique, la régression au stade du narcissisme permet, par le biais de l'identification narcissique, de reconnaître la réalité de la perte, en atteste la douleur morale. Le processus défend des attaques haineuses initialement destinées à l'objet déceptif, haine qui se loge dans le surmoi, lequel se fait alors cruel au plus haut point ; seule une partie de la réalité est déformée, celle qui refuse au sujet la réalisation de ses désirs tout-puissants en lui imposant manquements et pertes.

L'hypothèse que je propose ici dans les suites des travaux de C. Chabert et de J.-C Rolland est la suivante : chez certains sujets, comme chez Clothilde, la solution mélancolique, convoquée pour panser l'hémorragie liée à toute perte, au refus de la réalité, échouerait.

Le mouvement narcissique mélancolique, centripète, laisserait la place à un mouvement opposé, centrifuge, antinarcissique donc pour reprendre Racamier. Le processus psychotique poursuivrait ainsi son chemin, ratant en quelque sorte la solution mélancolique pour conduire jusqu'à l'ultime fragmentation du moi. Car pour C. Chabert, « s'il existe un fondement mélancolique [à la schizophrénie] celui-ci s'immobilise et se pétrifie dans l'identification à l'objet mort ».

Quand le sacrifice mélancolique et l'orgie maniaque ne peuvent participer à réduire la fracture du moi, la voie est ouverte à un tout autre sacrifice, celui consenti à l'intégrité du moi qui vole alors littéralement en éclats, ouvrant la voie à la schizophrénie, fût-elle dysthymique…

Bibliographie

AZOULAY, C. 2002. « Approche psychopathologique et clinique de la schizophrénie », dans C. Azoulay, C. Chabert, J. Gortais, P. Jeammet, *Processus de la schizophrénie,* Paris, Dunod, p. 61-136.

CHABERT, C. 2002. « Quelques réflexions métapsychologiques », dans C. Azoulay, C. Chabert, J. Gortais, P. Jeammet, *Processus de la schizophrénie,* Paris, Dunod, p. 167-196.

EMMANUELLI, M. ; AZOULAY, C. 2009. *Pratique des épreuves projectives à l'adolescence*, Paris, Dunod.

FREUD, S. 1917. « Deuil et mélancolie », dans *OC XIII*, Paris, Puf, 2005, p. 261-280.

FREUD, S. 1924*a*. « Névrose et psychose », dans *OC XVII*, Paris, Puf, 1992, p. 1-7.

FREUD, S. 1924*b*. « La perte de la réalité dans la névrose et la psychose », dans *OC XVII*, Paris, Puf, 1992, p. 35-41.

FREUD, S. 1938. « Le clivage du moi dans les processus de défense », dans *Résultats, idées, problèmes, II*, Paris, Puf, 1985, p. 283-286.

LOUËT, E. 2011. « Quand ne plus voir signifie perdre… Les aléas de la perception et de la représentation dans les troubles bipolaires de l'adolescent », *Psychologie clinique et projective*, 17, p. 127-158.

LOUËT, E. ; CHABERT, C. 2011. « La mélancolie, un destin de la passivité », *L'évolution psychiatrique*, 76, 1, p. 31-42.

MARTY, F. 2005. « Initiation à la temporalité psychique. Que serait la temporalité psychique sans l'adolescence ? », *Psychologie clinique et projective,* 11, p. 231-256.

RACAMIER, P.-C. 1978. « Les paradoxes des schizophrènes », *Revue française de psychanalyse,* XLII 42 (5-6), p. 877-971.

ROLLAND, J.-C. 1998. « Compulsion de répétition, compulsion de représentation », dans *Guérir du mal d'aimer,* Paris, Gallimard, p. 201-258.

ROUSSILLON. 1999. *Agonie, clivage et symbolisation,* Paris, Puf, 2008.

Clothilde, 17 ans
Rorschach

Planche I		
1. (5"). Alors un masque, ça me fait penser à un masque.	(Déconcertée) Un masque qui représente le Diable (?) négatif (?) les yeux (Dbl) et les cornes (petite Saillies du D lat. sup.). L'air très méchant parce qu'il est tout noir (Peur ?) Ouais.	Gbl F+ objet/ (H/Hd) → Clob
2. v∧ Ça me fait penser à une veste avec des trous à l'intérieur, une veste noire.	Un manteau, les bras là (Saillies D. lat). Il a des déchirures, des trous.	Gbl FC' Vêt
3. < v Ça me penser à une tortue de l'autre côté qui a rentré sa tête. Regardez ! Vous ne trouvez pas ?	Sa carapace tout ça, ses pattes (D lat.), elle a rentré ses pattes, elle a rentré sa tête.	G F- A
4. ∧ C'est sombre, ça me fait penser à l'enfer un peu 5. Ou le Diable alors. Voilà.	(EL.) Ah bon ! Ah non je ne vois pas quoi.	Remarque Clob G Clob Abstr.
Planche II 6. (10") Ça me fait penser à deux poumons, en fait le corps d'un être humain quoi, d'une femme.	Le corps d'un être humain. Là les poumons (D noir), là ça peut représenter le sexe (D rouge inf). C'est une ébauche, c'est pas fini !	G F+ Clob (H) D/G F- Anat
v < v On voit qu'il y a des mélanges de couleurs, c'est nuancé, noir, rouge, quoi.	On aurait pu dire ça pour « Esquisse » (référence à la WAIS-R)	
C'est tout. J'ai pas dit grand-chose, mais bon.	(Add.) L'enfer aussi parce que le rouge et le noir c'est les couleurs de l'enfer. (G C abstract → Pers.)	Remarque C

Planche II (suite)	(EL) : non… (D noir) deux chiens ? Ouais on pourrait…	
Planche III Merci. 7. (6") Là ça me fait penser à deux jumeaux qui sont issus du même fœtus là (D noir med.), avec les deux cœurs qui sont là au centre (montre le D rouge med.), reliés l'un à l'autre et là les deux foies à l'extrémité du dessin (D rouge lat.). 8. ∨ (+) ∧ Et puis on peut dire que le trait qu'il y a en bas ça représente la destinée où chacun va de son côté quoi, différent quoi.	Ils sont reliés au même fœtus. Là les destinées c'est marrant (D « jambes »), deux personnages, deux êtres humains mais c'est la même chose.	G F - H /Anat. D F - Abstr.
Planche IV 9. (2") On dirait un dragon qui a baissé sa tête. 10. C'est tout noir, sombre, un peu comme l'enfer quoi. ∨<∨∧ Je ne vois pas.	Sa tête là (D med.) et ses pattes (D lat.) comme si il était baissé. Vous ne l'auriez pas vu ? (baille) Ah oui, c'est vrai parce que c'est tout noir. (Peur ?) Ouais.	G F+ (A) →kan G Clob Abst →Persévération
Planche V Merci. 11. (2") On dirait un papillon qui a baissé ses ailes. Il est tout noir. C'est bizarre parce que en général il n'y a pas de papillon noir. C'est marrant. (+) ∧ Je ne vois pas autre chose. Y a beaucoup de choses à trouver ?	Les ailes, la tête, les pattes. Ça a une connotation négative ce noir, enfin non, je ne sais pas si vous avez déjà vu un papillon noir.	G FC' A Ban → kan

Planche VI 13. (15") On pourrait imaginer un monstre avec des petites moustaches en haut et en bas les bras (rit)… aussi très sombre avec la tête en haut.	Un personnage, la tête, les moustaches, le corps avec les bras (?) un personnage mythique. Quelque chose qu'on voit en général ?	G FC'- (H)
14. v < ∧ On pourrait aussi voir une croix de l'autre côté, avec du feu, des flammes, de la fumée là (montre G). Ouais c'est tout.	Croix : (2 saillies du D lat. inf. + axe) (EL) : Ah ouais je pourrais voir ça ! Une peau de chat (D inf.).	DG C'F Obj./Feu
Planche VII 15. (18") Là on peut dire que c'est des jumelles issues du même centre, du même fœtus, on peut observer là une symétrie totale entre les deux personnages. Ils se ressemblent comme deux gouttes d'eau. On dirait qu'ils tournent le bras, comme s'ils voulaient faire un signe. Par contre ils ont pas de z'yeux mais on dirait qu'ils se regardent, on dirait presque des fœtus.	C'est deux jumelles, la tête, le corps, les bras (2 tiers sup.) elles sont reliées au même fœtus (3e tiers) et là une aile (saillie sup. 1er tiers)	DG Kp- H foetus persévération Rq. sym
16. v De l'autre côté, là on peut voir un personnage, un peu comme un Pokémon, comme ça (elle montre) avec les yeux en haut et les pieds en bas. Voilà tout ce que je peux voir.	La tête avec deux yeux (3e tiers). Les jambes avec les chaussures (1er tiers), le corps là (Dbl). (Quel Pokémon ?) Je ne sais pas, je ne connais pas très bien c'est un peu utopique quoi.	Gbl F- (H)

Planche VIII Merci (8") Là on voit que c'est coloré… on voit que les couleurs, elles ont un contact concret, ça se mélange entre elles, le vert clair et le vert foncé se mélangent aussi.		Remarque C
17. On pourrait imaginer que c'est deux personnages qui grimpent vers un même sommet, on pourrait même imaginer que c'est deux ours.	(D lat.) Deux personnages qui grimpent les échelons (Un homme ou une femme ?) En fait je ne sais pas. (ours ?) Ouais.	D K- H/A/abst.
18. J'essaye de bien me concentrer ^On peut dire que chaque couleur est une étape de leur vie en fait et quand ils grimpent, ils grimpent un échelon et ils vont en haut quoi. Voilà.		DG C Abstr.
Planche IX C'est dur ! v (20") C'est bien coloré, des couleurs chaudes en plus ! Orange, rose, vert clair… (+) Un personnage aussi qui est pas coté du tout, un peu comme dans les Dragon Ball Z 2 On dirait qu'il se tient comme ça (mime, poings serrés). En bas, les surfaces orangées correspondent aux deux jambes, mais ce sont de jolies couleurs hein ? ∧ Non je ne vois pas… Remarquez c'est déjà pas mal.	Je ne vois plus très bien (je relis, perplexe elle ne retrouve pas). Add. des nuages peut-être (?) symétriques (GF+- Fgt)	→ Choc Remarque Coul

Planche X (10") Ah ouais ! (ironique) Déjà on peut remarquer la symétrie qui y réside, tout ce qui est à droite correspond à ce qui est à gauche.	D Bleu lat.	Remarque Sym.
19. On peut imaginer que les taches bleues correspondent à des araignées.	D gris sup.	DF+A Ban
20. Les deux taches noires tout en haut pourraient correspondre à deux tâches noires.	Add. Des animaux là, tout le jaune et le marron (D jaune, D marron), c'est sordide ce que je dis ou pas ? (?) farfelu quoi.	D C'F Frag.
21. Ah non, pardon à deux têtards.		DF+ têtards
22. Les deux taches roses pourraient correspondre à deux lacs par exemple.	(lacs) Oui, parce que c'est là où y a des animaux.	
V Là aussi on pourrait voir un personnage, avec les deux yeux, les mains, les deux taches bleues sont les mains.	(personnages ?) Non je ne le vois plus (C ?). C'est des couleurs chaudes.	DF+/- Nat
23. ∧ (+) Ça peut représenter la nature. Voilà, j'ai fini (rit). Vous pourrez me donner la réponse ?	(La nature) C'est ce que j'ai dit, les animaux, les insectes.	Oubli
Vous pourrez me prêter du scotch ? (?) pour coller des affiches dans ma chambre. (Regard perplexe, coups d'œil anxieux.)		G C Nat
25'		

Choix :

Négatifs :
II : Les couleurs ne me plaisent pas. Le rouge et le noir, c'est pas mes couleurs préférées quoi.
IX : Ça représente rien de spécial, on est obligé d'imaginer. Ça a pas une forme facile, ça représente rien quoi.

Positifs :
III : Ces deux personnages c'est facile. Ils ont des destinées différentes, on peut trouver quoi.
X : Parce qu'elle est très colorée et les couleurs sont chaudes.

Psychogramme

R : 22	G : 16 (dont 3Gbl)	73%	F : 10	F+ : 4	F% : 45
Refus : 1	1 D/G			F- :5	F%E : 68
	3 DG			F+- :1	F+% : 45
	D : 6	27%			F+%E : 50
Tps. 25'					
			K :1		A% : 18
			Kp :1		H% 14%
			Kan :2 ->		Ban :2
			FC' : 3 (don't 2-)		Vêt. 1
			FC :		Obj/(H/Hd)
			C'F : 2		A : 3
			C : 2		(A) :1
					(H) : 3
			FE :		H/foetus : 1
			EF :		Abst. : 4
			E :		Anat : 1
					H/anat. : 1
T App. : G D			Fclob : 1		Obj/feu : 1
TRI : 1/6,5∑C			ClobF :		H/A/Abst : 1
FC : 3/ 0∑E			Clob : 2		Frag. : 1
RC% :32 %					Têtard : 1
					Nat : 2

TAT
Clothilde, 17 ans

1h30 de passation

Planche 1
(11") Il était une fois un garçon qui fêtait le jour de son anniversaire. Il venait d'avoir 11 ans. Heureusement pour lui il reçut de nombreux cadeaux. Sa grand-mère lui offrit un polo qu'il mit promptement et enfin, son père lui remit un superbe violon. Il ouvrit la housse de celui-ci, le posa sur son bureau, ouvrit une partition également et se demandait en lui-même « Que vais-je faire de cet objet ? » Il le trouvait à la fois mystérieux et prosaïque. Je peux imaginer une fin ou ?… (+) Il décida alors de percer le mystère en jouant avec les cordes. Voilà.

Planche 2
Merci (28") Dans un village très lointain en l'an 1700, un homme vaillant et brave était aussi bon à la cavalerie qu'aux champs… De nombreuses femmes l'admiraient aux fourneaux. Il s'éprit d'une femme nommée Belle, fille d'un antiquaire, elle passait son temps à lire des livres. Sa sœur en fut jalouse. Celle-ci ne passait le temps qu'à admirer le paysage. L'autre dévorait les histoires plus fascinantes les unes que les autres. Ils se marièrent et eurent beaucoup d'enfants.

Planche 3 BM
Qu'est-ce que c'est ça ? (D)… Cette histoire se déroula au Mexique… une jeune femme de 20 ans qui avait fini les champs s'assit sur un banc. Elle était magnifiquement belle. De longues tresses noires s'étendaient sur ses épaules plus scintillantes les unes que les autres. Elle avait de grands yeux noirs qui pouvaient ensorceler tellement ils étaient brillants. Sa bouche était également pulpeuse… elle laissa tomber sa bêche à terre tellement elle était fatiguée, quand on vint lui app… apprendre que son mari était mort dans un accident. Là, elle se mit à tomber en sanglots... s'écroula par terre… et avachit sa tête sur le banc tellement elle était affligée. Voilà.

Planche 4
Ça c'est beau ! (22")… Une femme fort séduisante se présenta à la réception d'un hôtel. Elle se disait Mira Lafou (?) c'est son prénom. Elle demanda un café, observa le présentoir et aperçut un fort bel homme. Des coups de regard se furent et ce fut le coup de foudre absolu. Ils ne pouvaient plus se lâcher. Ils décidèrent de louer une chambre dans l'hôtel, une chambre commune et sortirent. Là, ils restèrent sur un banc et discutèrent. Quand elle lui demanda de lui faire part de son passé, l'homme tourna la tête. Il ne voulait pas se révéler. Peut-être avait-il des choses à se reprocher… point d'interrogation.

Planche 5
(86") Au Moyen Âge, ah non pas au Moyen Âge, la lampe elle est… Au début du XXe siècle, une famille pauvre demeurait rue du Faubourg-Saint-Honoré. La mère nommée Gervaise… travaillait en lavant le linge… le père, lui, avait fui en apprenant la naissance de leur premier enfant. Brave, courageuse, elle travaillait comme une forcenée. Elle parvenait à entretenir sa maison, à élever ses enfants (répète trois fois)… ah vous voulez la suite ?… et à travailler. Il faut que je raconte l'histoire de l'image ?... Le jour de l'an elle… (+)… Elle s'assura que tout était bien propre et ordonné. Ses enfants étaient déjà couchés. Elle ouvrit la porte du salon pour vérifier que rien n'était au sol et la referma bien vite tant elle était fatiguée par sa journée. Vous ne voulez pas que j'écrive ?

Planche 6GF
(30") C'est en 1973 le Crash ?... (++) En 1960 exactement un meurtre avait été commis. Le coupable allait-il être épargné ? Sûrement pas. L'inspecteur Holmes questionna tous les témoins, outre Mlle Collins. Monsieur Stevens avait été assassiné. Peintre et collectionneur il possédait la plus belle pièce de l'un des musées de Londres. Le meurtrier s'empara de l'un de ces objets. Monsieur Holmes interrogea la femme de ménage qui affirma l'avoir vu rentrer à 22 h 30 et puis ses proches qui s'avouaient consternés et qui ne l'avaient pas revu depuis une semaine tant il restait enfermé. Par contre Mlle Collins était sa petite amie, elle avait dîné la veille au soir avec lui… (+) Elle était la dernière personne à l'avoir vu. Avec sa femme de ménage qui était également sa gardienne. Elle nia les faits mais M. Holmes décréta qu'il avait été trouvé un cheveu de sa chevelure sur la chemise ensanglantée du mort… elle ne pouvait nier les faits. Il avait trouvé et arrêté la fameuse meurtrière. C'est fou tout ce que l'on peut inventer avec une photo. (Pause 15').

Planche 7GF
(10") Sissi avait maintenant 16 ans. Elle venait d'être mariée à Karl Auguste. C'est ça. Et leurs noces venaient d'être célébrées. Leur lune de miel avait été fabuleuse. Elle s'était déroulée en Grèce et même en Italie. Elle venait d'avoir un bébé. Quel ennui ! Toujours aussi rêveuse qu'à son enfance, elle n'avait pas la tête à s'occuper d'un bébé, elle était plutôt dans ses robes et ses poupées et ne voulait s'occuper que d'elle-même. Cela représentait une corvée. Sa gouvernante pourtant lui faisait des remontrances. Mais rien n'y fit, elle le traînait comme un sac. Voilà. Y en a encore beaucoup ?

Planche 9GF
(16") En 1968, un meurtre se produisit. Jack Chane s'était noyé dans la mer de l'Ohio. Heureusement le grand Hercule Poirot était là pour trouver le meurtrier car il s'agissait bien d'un meurtre… Il avait son assistante Mary Call qui était à son service. Il avait plusieurs témoins du « tragique accident », entre guillemets. Les possibles meurtriers étaient : Anna son épouse qui va hériter de plus d'un million de dollars, son frère Henri… qui avait un conflit avec lui qui se détestaient mutuel-

lement. On sait tous qu'ils se détestaient mutuellement depuis l'enfance et enfin son patron, car la victime savait un petit peu trop de choses à son gré… Un jour de mai, Mary Call suivit l'épouse près du lieu de mort de la victime. Celle-ci paraissait en rage. Elle marchait pieds nus. Elle semblait vouloir dissimuler des pièces à conviction. Mary Call se dissimula derrière un arbre puis se révéla à elle et au dernier moment préféra rester cachée pour la voir faire (retourne l'image) Voilà. Je peux raconter la suite après l'image ? Elle montra donc quel (/qu'elle) était l'assassin. Elle fut arrêtée et condamnée à vingt ans de réclusion. Le million qu'elle avait hérité fut envoyé à Henri le frère de la victime qui en fit bon usage puisqu'il les donna à une association caritative. Voilà.

Planche 10
… Là je me dépêche… (20"). En 1993 une famille redoutable nommée Newman régnait sur les cosmétiques. Victor Newman était le maître de la société. Malheureusement un malheur venait de s'accabler sur la famille. Nicolas son fils venait d'être soupçonné d'un meurtre. Le meurtre de son plus, de son ennemi Matt. Ce dernier avait abusé de sa fiancée. Le père juste avant la sentence serra son frère, son fils contre lui. Ce dernier se blottit promptement contre son père. En effet, ils allaient peut-être être séparés pour un long moment.

Planche 11
Merci… c'est comme ça ?… (70"). Rocky II se trouvait dans un sacré pétrin. Il s'était enfui de l'hôpital où on l'avait déplacé et où il s'était battu contre les infirmiers. Il était parti si loin qu'il s'était embarqué dans une affaire de meurtre. Il sauva une jeune femme qui était aussi fugitive avec son petit garçon… Ils coururent si loin qu'ils se trouvèrent près d'une chute d'eau. Là, ils aperçurent un dragon énorme. Heureusement celui-ci s'enfuit par la feinte *(sic)* de la montagne. Rocky II, la jeune fille et son petit garçon furent emportés par une chute d'eau. Ils s'accrochèrent à un morceau de bois, pour ensuite atterrir dans une autre cité. Parfois on peut raconter plusieurs histoires ? Voilà.

Planche 12BG
(48") Alphonse de Lamartine écrivit un poème dans lequel il s'était épris d'une jeune femme sur l'eau. Il était fou amoureux d'elle et ensemble ils firent une promenade. Là il disait ne pas voir s'écouler le temps… (+)… à la fin de leur promenade la jeune femme fut occis. Je ne sais pas si on dit occise par un étouffement. C'est pour cela qu'en souvenir il conserva la barque dans laquelle la promenade amoureuse s'effectua. Cela se déroula dans la ville d'Auxerre. Je ne sais pas si à Auxerre y a un lac mais bon, j'ai choisi.

Planche 13B
Merci… Faut avoir l'imagination vive, hein !!
(50") En 1873… aux États-Unis, il résidait encore des cow-boys dans l'État de l'Ohio. Ils s'entretuaient. Ça c'est sûr. Ils construisaient des maisons en bois. L'un d'eux

appelé Matthew s'acharnait aux fourneaux… J'ai dit s'acharnait au boulot c'est ça ? Il construisit un bar Buffalo Grill. La salle à l'intérieur fut réservée au Bal des danseuses. La salle à côté fut réservée aux buveurs – tout était encore vide. À côté d'une porte se tenait assis le fils de Matthew. Il restait là sans rien dire, silencieux. D'ailleurs il ne parlait jamais. C'est ce qui inquiétait tout le monde mais enfin Matthew l'adorait.

Planche 13MF
Merci… (30") Chateaubriand s'était épris d'une ravissante indienne appelée Atala. Il avait été accueilli dans son village et bien vite, quand leur idylle fut découverte, il fut rejeté et condamné à mort. C'est pour cela qu'ensemble ils fuirent. J'ai un peu tourné l'histoire. Ils chevauchèrent pendant des semaines mais Atala avait fait une promesse de rester vierge… Elle avait fait cette promesse à sa mère mourante… Or elle transgressa la promesse… C'est pour cela qu'elle s'empoisonna et moura. Entre temps ils s'étaient réfugiés dans la cabane, dans la maison plutôt d'un prêtre. Mourante elle fut couchée dans l'une des chambres de celle-ci. Elle avait été déshabillée. Nue, suante, elle demeurait… Elle moura, elle mourut plutôt. Chateaubriand crut bien qu'il n'allait plus s'en remettre. Il pleura beaucoup. Il avait d'ailleurs porté les vêtements, un costume que lui avait remis l'homme d'Église. Il tomba en sanglots devant le corps de la jeune femme morte. Le prêtre l'aida à l'enterrer.

Planche 19
C'est de l'art abstrait ? Ça représente quoi ? (++) Là ça a l'air d'être des vagues en bas mais… Là des nuages, là comme une maison avec des fenêtres mais…

Planche 16
(23") D'accord ! Il était une fois un petit tailleur de pierre… (Sourit)… y a tellement d'histoires… faut vraiment que j'invente ? Je peux raconter mon passé ? Comme j'ai eu 6 ans ma mère elle est tombée gravement malade et c'est pour ça que je devais changer de domicile. Alors ma mère me demanda de choisir entre le pensionnat et la maison. Elle me fit un ultimatum. Mon père bien vite s'enorgueillit et fut troublé – il ne voulait pas que sa fille soit placée et… qu'elle dorme dans un endroit tel que celui-là. Finalement je choisis d'habiter chez ma grand-mère qui est la mère de mon père. Mon père m'amena en voiture. Quand je lui demanda la destination il ne répondit pas. Il fit la sourde oreille. Quand j'arrivai au pas de la porte, sur le seuil, nous sonnâmes… Quand j'ouvris la porte trois femmes demeurèrent. Il y avait mon arrière-grand-mère, ma grand-mère et sa sœur. J'eus du mal à reconnaître ma grand-mère qui finalement se présenta… voila c'est bon… C'est la première fois que je l'ai vue.
(?) C'était bien comme test. Vous allez loin au fond de la personne ? Je ne sais pas si j'ai réussi.

La fêlure adolescente

Caroline Thompson

Dans une nouvelle écrite en 1936, Francis Scott Fitzgerald parle de « sa fêlure ». Quatre ans plus tard il meurt d'alcoolisme, à l'âge de 44 ans. « La vie n'est évidemment qu'un long processus de décomposition *(breaking down)* », dit-il. Il évoque très précisément la déception, déception de soi avant tout, lorsqu'on n'arrive pas à être la hauteur de la réalité, ou plutôt des exigences de la réalité. (Le titre de la nouvelle, *La fêlure,* est la traduction du titre original *The Crack-Up,* qui serait à proprement parler plus exactement un morcellement.)

Cela ressemble fort à ce que l'on rencontre chez un certain nombre d'adolescents ; je dirais même tous, mais chez certains d'entre eux, cela va jusqu'au

---

Caroline Thompson, psychologue clinicienne, psychanalyste APF.

refus de la réalité tellement celle-ci est décevante. Mais il n'y a pas que la réalité qui soit à l'origine de cette déception. La difficulté réside alors, plus que dans la confrontation à la réalité, dans le miroir que celle-ci renvoie au moi. C'est pourquoi l'épreuve de réalité, à travers les limites et les expériences de frustration de l'enfance est aussi importante, car elle prépare le terrain miné de l'adolescence. Sans cela, la confrontation au monde au moment de l'adolescence sera d'autant plus difficile que s'ajoute alors un autre élément, le principal, à savoir l'émergence de la sexualité.

La sexualité peut être vécue comme une gifle narcissique, une déception incommensurable du moi face aux pulsions. Le conflit entre l'indépendance, le détachement des premiers objets d'amour, les parents, et la prise de conscience qu'on a besoin de l'autre, est à l'origine d'une tension énorme qui met à l'épreuve le narcissisme du sujet.

Pierre Sullivan souligne que le clivage est toujours secondaire, jamais originaire, donc ouvert à la réparation. On peut rapprocher cela de moments psychotiques, d'îlots comme le dit Margaret Little, dont les descriptions cliniques peuvent être riches pour la psychopathologie de l'adolescent, car elles rendent compte de zones de fonctionnement folles qui restent isolées.

La psychose délirante est une « solution » et, on le sait, depuis Freud (1911), une tentative de guérison. En ne reconnaissant pas le principe de réalité, la folie fait le choix de la liberté contre l'ordre établi afin de retrouver une satisfaction originaire. Mais c'est oublier que la réalité est garante du plaisir. C'est un système de régulation où la frustration ressort du principe de réalité organisé. Aller vers l'autre est une nécessité car c'est sortir de l'autoérotisme et entrer dans le monde, accepter qu'on a besoin de l'autre. L'altérité inhérente à la sexualité met l'adolescent dans une fragilité et une dépendance dont il cherche souvent à s'extraire.

La sexualité et la culpabilité sont intimement liées sauf lorsqu'on est fou. Freud dit qu'on est fou ou coupable, car il y a pire que la culpabilité, c'est l'innocence. C'est ce que l'on voit aussi dans le fanatisme religieux. Le refus de sortir de l'innocence, le refus de la sexualité aboutit à se couper des autres et à faire le choix de l'alternative personnelle au monde commun, en créant une néo-réalité non partagée. Cette solution n'en est évidemment pas une car on ne peut se vivre dans le monde des rêves. La psychose est donc un négationnisme à grande échelle, du monde commun mais aussi de sa propre vie pulsionnelle. Selon Pierre Sullivan, il existe un « contrat avec la folie » : on devient fou pour n'avoir jamais à vivre cet instant apocalyptique, ce moment inaugural d'entrée dans la sexualité et de dépendance à autrui. Et c'est pour cela que l'adolescence en est le moment pivot.

La déception nous mène directement à la question de l'idéalisation. Nous vivons tous sous le poids de l'idéalisation. Enfants, ce sont les parents qui représentent la perfection à atteindre. Ensuite les amis, puis des figures lointaines qui servent de support aux projections, mais l'idéalisation, si elle fait rêver (je veux devenir un grand joueur de foot comme Zidane ou une rock star comme Mick Jagger) peut aussi représenter un poids insupportable lorsqu'elle est trop décalée par rapport aux possibilités du sujet. Il s'agit donc d'accordage entre l'idéal du moi, important à la construction du sujet, et les capacités du moi ; le narcissisme peut être fragilisé par un décalage trop important.

Les figures idéales sont aujourd'hui humaines (alors qu'auparavant elles étaient spirituelles ou de droit divin). On est donc confronté à la comparaison. Pourquoi lui et pas moi ? Que me manque-t-il pour être exceptionnel ?

À quel moment y a-t-il rupture avec la réalité ? La rêverie comme solution de repli et la psychose ne sont pas du même ordre. Dans la nouvelle *La vie secrète de Walter Mitty,* de l'écrivain anglais James Thurber (écrit en 1939), le personnage éponyme vit dans un monde parallèle dans lequel il se réfugie pour échapper à la banalité de sa condition quotidienne. Et pourtant, dans sa rêverie non plus, la toute-puissance fantasmatique n'arrive pas à exclure des éléments humiliants de la réalité. La nouvelle se termine par une pirouette. Il devient un héros en acceptant la mort sous les fusils du peloton d'exécution de l'ennemi, mais le lecteur se demande s'il reviendra de cette dernière rêverie ou si le prix à payer en est la folie.

Dans son texte, Estelle Louët définit le processus suivant : déception, refus de la réalité qui est trop difficile à accepter, fracture du moi dans une blessure narcissique-identitaire et hémorragie des investissements qui peuvent donc mener à la mélancolie.

Elle s'appuie sur les épreuves projectives. L'intérêt de cette approche est qu'elle nous permet de discuter la question de l'organisation sous-jacente aux symptômes psychotiques qui peuvent se manifester chez certains adolescents. Qu'est-ce qui sous-tend ce que nous est donné à voir ? Articuler le visible à l'intrapsychique permet de relier les deux registres du trouble (observable à travers le repérage d'un certain nombre de signes) d'une part, et l'organisation psychopathologique qui la sous-tend, de l'autre.

Elle parle de « solutions psychotiques » chez les patients bipolaires. La question est alors de déterminer le statut de ces signes psychotiques dans l'organisation générale du sujet. Clothilde, la patiente qu'elle décrit, n'arrive pas à « s'arrêter » à la mélancolie et va donc vers le morcellement psychotique. Elle n'arrive pas suffisamment à haïr l'objet pour délimiter son moi. La mélancolie ne lui permet pas d'organiser cet équilibre. Il s'agit donc d'une conception où il existe un continuum entre les troubles de l'humeur et la perte de la réalité.

La symptomatologie est donc du côté des troubles de l'humeur, alors que ce qui prédomine dans les épreuves projectives révèle plutôt des angoisses identitaires massives qui renvoient à la psychose. Cela renvoie à un défaut de constitution du moi au départ. Le traitement de la perte n'est pas possible car celui-ci entraînerait le moi trop fragile vers le vide, vers une faillite identitaire, cette identité n'étant pas constituée sur des bases solides. La haine pour l'objet se retourne contre soi et aboutit à des effets dévastateurs. Comment réparer la « blessure initiale » ? Celle-ci n'est pas tangible, elle ne se vit pas sur le terrain de la réalité externe. Pour résumer, dans la psychose, l'objet perdu et décevant est évacué, expulsé, alors que le mélancolique incorpore cet objet et, de ce fait, redessine son moi à travers la haine qu'il porte à l'objet mais qu'il a retournée contre soi.

Je propose donc l'idée que, dans la mélancolie, le moi est défini par cette haine, mais si le moi ne supporte pas la charge de la haine, il se décompose et se morcelle. D'une certaine façon, la haine pour l'objet est si forte qu'elle donne une forme au moi. Le moi est scindé en deux par le clivage, et l'épreuve de réalité qu'il doit opérer ne se fait pas. Le moi n'arrive plus alors à accepter la déception inhérente à la reconnaissance du monde réel. En hommage à Fitzgerald, c'est ce que j'appelle la fêlure adolescente.

Bibliographie

FITZGERALD, F.S. 1936. *La fêlure et autres nouvelles*, Paris, Gallimard, 2004.

FREUD, S. 1911. « Le cas Schreber », dans *Cinq psychanalyses*, Paris, Puf, 2010.

LITTLE, M. 1992. *Des états-limites*, Paris, Librairie des femmes.

THURBER, J. 1939. *La vie secrète de Walter Mitty*, Paris, Robert Laffont, 2009.

Table des matières

Collection « Le Carnet PSY »
dirigée par Manuelle Missonnier

Sous la direction de
Anne Brun
Les médiations thérapeutiques

Sous la direction de
Catherine Chabert,
Dominique Cupa,
René Kaës,
René Roussillon
Didier Anzieu : le Moi-peau et la psychanalyse des limites

Sous la direction de
Michèle Emmanuelli
et **Catherine Azoulay**
Les troubles limites chez l'enfant et l'adolescent
Apports du bilan psychologique

Sous la direction de
Alain Braconnier
et **Bernard Golse**
Winnicott et la création humaine

Sous la direction de
Blaise Pierrehumbert
L'attachement de la théorie à la clinique

Sous la direction de
Marie-France Castarède
L'image et la pensée

Sous la direction de
Michèle Emmanuelli
Actualité des troubles névrotiques chez l'enfant et l'adolescent
Apports du bilan psychologique

Sous la direction de
François Pommier
et **Régine Scelles**
Mort et travail de pensée
Points de vue théoriques et expériences cliniques

Sous la direction de
Alain Braconnier
et **Bernard Golse**
Dépression du bébé, dépression de l'adolescent

Sous la direction de
Michèle Emmanuelli
et **Hélène Suarez-Labat**
L'examen psychologique du jeune enfant
Construction psychique et émergence des processus de pensée

Sous la direction de
Bernard Golse et **Pierre Delion**
Autisme : état des lieux et horizons

Sous la direction de
Alain Braconnier
L'adolescence aujourd'hui

Sous la direction de
Alain Braconnier
et Bernard Golse
Bébés-ados : à corps et à cri

Sous la direction de
Alain Braconnier
et Bernard Golse
Bébés-ados : crises et chuchotements

Sous la direction de
Daniel Widlöcher
Psychanalyse et psychothérapie

Olivier Thomas
Toxicomanie féminine
Du traumatisme sexuel à l'amour de transfert

Sous la direction de
Fabien Joly
L'hyperactivité en débat

Achevé d'imprimer

G.N. Impressions - 31340 Villematier
Email : gnimpressions@wanadoo.fr

Dépôt légal : mars 2013

Imprimé en France